続・人類と感染症の歴史
── 新たな恐怖に備える ──

加藤茂孝

丸善出版

はじめに

　中学時代に読んだトルストイの民話『人はなんで生きるか』という愛を説く温かい作品の清冽な印象が今も鮮やかに生きています。

　それでは、「人はなんで死ぬか」。有史以来、多くの人は感染症で亡くなっていたのです。しかし、人の主要死因が、先進国では 1950 年を境に劇的に変わることを、感染症を研究し始めた頃に知りました。感染症から生活習慣病への転換です。抗菌薬（抗生物質）の発見や医療技術の進歩で、この 70 年で寿命が 40 年近く伸び、急速に長寿社会に入っています。今まで感染症死と闘って来た人類が、この長寿社会をいかに幸福に充実して生きるかが新たな問題になってきたのではないかと感じています。「人はなんで死ぬか」と「人はなんで生きるか」をともに考える時代になってきたのではないか。

　ウイルス学の基礎研究者として研究生活を続けてきて、次第に感染症がもたらす健康被害を減らし、なくしたいという思いが強くなりました。実際に研究・調査を実施し、行政への提案を行っていく過程で、感染症は、基礎研究や臨床的な診断治療の研究以外に多くの社会活動・システムと関係があることに気が付きました。それは、経済的な問題、公衆衛生行政の問題、人々の被害意識・差別意識・不安感などで、その多くを解決していかなければ健康被害は減らないことを思い知らされ、歴史から学ばなくてはいけないと感じました。

　英国の歴史学者 E. H. カーが言うように「歴史とは、現在と過去との絶えざる会話である」であり、過去を知ることは現在の問題解決法を知る手助けになることに気が付き、前作『人類と感染症の歴史―未知なる恐怖を超えて』（丸善出版、2013 年）を書きました。

　前作を栄研化学株式会社の『モダンメディア』に連載し始めた 2009 年から続編を出すにあたっての 9 年間の医学研究の進歩の速さに驚きます。さらに、感染症が社会や人々の日常生活に大きな影響を与えていることの認識を改めて新たにし、感染症対策の問題は、医学・科学の側の問題という以上に、人の側の問題であり、流行がないときの準備、つまり「常に備えよ」の大切さを実感しています。

　前作は、天然痘をはじめ比較的古い疾病、人類の歴史とともにあった疾病を中

心に描いてきました。今回は、前作に入れなかった HIV/AIDS などの比較的新しい疾病、新興感染症を中心に描きました。

内容は、前著と同じで、おおまかに感染症 40%、歴史 40%、そして両者の間をつなぐ社会不安・心理を 20% にしています。

各章は、『モダンメディア』で 2013 年 5 月から 2018 年 3 月まで不定期に連載されたもので、刊行にあたって、追加・修正を行い、疫学データを更新しました。

本書が感染症は社会に影響を与え、また逆に感染症研究・対策も、社会から影響を受けるという社会的存在であることに気付くきっかけになればたいへん幸いです。そして感染症に対する理解を基に、冷静で効果的な対応・対策に役立つことを期待します。

単行本化にあたり、栄研化学株式会社モダンメディア編集室の大森圭子氏、丸善出版株式会社の安平 進、木下岳士両氏に大変お世話になりました。感謝を申し上げます。

2018 年 4 月

加 藤 茂 孝

目　次

第 1 章　「2014 年夏」 ･･ 1

Ⅰ.「1914 年夏 → 2014 年夏」･･ 1

Ⅱ. なぜ 2012 ～ 2014 年に、風疹流行と CRS 発生か？ ･･････････････ 3

　小さなデモ行進／なぜ流行したのか？／風疹流行の世界的な視点／風疹排除、CRS 根絶
　を目指して／ACIP 様の組織の設立を

Ⅲ. 登場する新顔 ･･･ 10

　鳥インフルエンザの新顔　H7N9 ／マダニによる感染症 SFTF ／デング熱

第 2 章　「HIV/AIDS」──チンパンジーから入った 20 世紀の病 ･･････ 15

Ⅰ. 衝撃的な写真 ･･･ 15

Ⅱ. 突然の登場、1981 年 ･･･ 15

Ⅲ. いつから存在していたのか？ ･････････････････････････････････････ 17

　1979 年の保存血／元をたどればアフリカのサルのウイルスだった／アフリカで拡散／ア
　フリカから外へ／HIV-2 の存在

Ⅳ. ウイルス分離 ･･･ 21

　HIV に先行していた HTLV の分離／エイズのウイルス分離競争と特許権争い

Ⅴ. ウイルスの構造 ･･･ 23

Ⅵ. HIV の感染とエイズの発症 ･････････････････････････････････････ 24

　CD4 リンパ球に結合／HIV 感染の初期症状／死亡原因は他の感染症／体内のどこにウ
　イルスがいるか？

Ⅶ. 抗ウイルス薬 ･･･ 28

　発見と治療への希望／エイズ死亡者の減少／薬の高価さ／患者減少への期待

Ⅷ. 遺伝子型の分布 ･･･ 31

Ⅸ. 血液製剤──血友病患者の悲劇 ･･･････････････････････････････････ 32

　ライアン・ホワイト／日本の血液事業の特殊性／エイズ研究班／郡司課長の弁明／なぜ
　回収が遅れたのか？／失われた 2 年／薬害エイズ訴訟／和解／フランスとカナダ／誓い
　の碑

Ⅹ. ワクチン開発の困難さ——ウイルス変異の速さ ······················· 37

ⅩⅠ. 対策の難しさ ··· 39
　　日本では HIV キャリアは増え、エイズ患者は減っていない／賢いウイルス—— HIV 対策の難しさ

ⅩⅡ. エイズの研究、対策組織、法律 ·· 41
　　世界的には／日本では

ⅩⅢ. いろいろな社会問題、悲劇 ·· 42

第3章　「ハンセン病」——苦難の歴史を背負って ······················· 45

Ⅰ. 『いのちの初夜』 ·· 45

Ⅱ. いつごろからあったか？ ·· 46

Ⅲ. 日本での名称の変遷 ·· 48
　　白癩／「癩」、「癩病」／かったい／レプラ／ハンセン病

Ⅳ. 病原体と病変 ··· 50

Ⅴ. 生活用水？　水棲微生物？ ·· 52

Ⅵ. 日本におけるハンセン病政策の変遷 ·· 53
　　らい予防の法律／らい予防の法律改正／癩予防法／らい予防法／らい予防法廃止

Ⅶ. 治療薬の発見 ··· 57

Ⅷ. 光田健輔 ··· 59

Ⅸ. なぜ、日本は隔離が長かったのか？ ·· 60

Ⅹ. ハンセン病補償法と反省の石碑 ·· 61

ⅩⅠ. 患者（世界と日本） ·· 63

ⅩⅡ. 文学者、詩人、歌人 ·· 65
　　生田長江／明石海人／桜井哲夫／塔和子／谺雄二

ⅩⅢ. ハンセン病に関する文学的著作 ·· 68
　　小川正子『小島の春』／神谷美恵子／大本教と高橋和巳『邪宗門』／松本清張『砂の器』／遠藤周作『わたしが・棄てた・女』／ドリアン助川『あん』／崔南龍と佐川修

ⅩⅣ. ハンセン病にまつわるエピソード ·· 71
　　ベン・ハーの奇跡は何か？／光明皇后伝説／癩王のテラス／16 世紀の清水坂／大谷吉継と石田三成／姫塚伝説／草津における焼き鏝療法？

第4章 「狂犬病」——パスツールがワクチン開発 …………………… 75

Ⅰ. 鉄格子の病室 ……………………………………………………………… 75
Ⅱ. 世界の現状 ………………………………………………………………… 77
Ⅲ. いつから存在していたのか? ……………………………………………… 77
　　古代の記録／吸血鬼は狂犬病か?／日本の記録／日本における大流行
Ⅳ. 狂犬病の発生機序 ………………………………………………………… 79
　　初期の成果／アセチルコリンレセプターから侵入
Ⅴ. ワクチン開発とパスツールが助けた少年 …………………………………… 80
Ⅵ. ウイルス …………………………………………………………………… 82
Ⅶ. コウモリなどにもいる …………………………………………………… 82
Ⅷ. 治療の試み ………………………………………………………………… 83
　　ウィスコンシンプロトコル
Ⅸ. 近藤ワクチン ……………………………………………………………… 84
Ⅹ. 注意! 犬は足で蹴飛ばせ ……………………………………………… 85
Ⅺ. 犬の免疫こそ最大の効果 ………………………………………………… 86
Ⅻ. 輸入感染症 ………………………………………………………………… 87
ⅩⅢ. ［犬 → 人］以外の感染経路 …………………………………………… 88
　　角膜移植／臓器移植／肉食／狂犬病患者は人を咬むか?

第5章 「マラリア」——ツタンカーメンも感染、パナマ運河開通の遅れ… 91

Ⅰ. 戦争マラリア ……………………………………………………………… 91
　　「荒法師」玉乃海の発熱／八重山諸島の悲劇
Ⅱ. いつから存在したのか? …………………………………………………… 92
　　50万年前?／アレキサンダー大王と平清盛の死因?／マラリアが死因と思われる著名人／
　　マラリアの語源
Ⅲ. 病原体 ……………………………………………………………………… 96
　　ヒトには4種のマラリア／サル起源／複雑な生活環
Ⅳ. 症状と回帰性 ……………………………………………………………… 99
Ⅴ. 媒介する蚊 ……………………………………………………………… 100
Ⅵ. マラリアに対抗するためのヒト遺伝子の変異 ………………………… 100
　　鎌状赤血球症／地中海貧血／G6PD 欠損症／楕円赤血球症／ダフィー抗原陰性

目　次　　v

Ⅶ.	パナマ運河の成功は蚊の対策の成功	101
Ⅷ.	マラリアの現状	103
	流行地域／医療インフラや衛生環境のレベルと流行／三大感染症	
Ⅸ.	抗マラリア薬の開発	107
	キナ／キニン／クロロキン／メフロキン／アルテミシニン／マラロン／抗マラリア薬の一斉投与は有効か？	
Ⅹ.	マラリア対策の現状と問題点	110
	現状／問題点／成功した対策／今後の対策	
Ⅺ.	ワクチンの開発	112
Ⅻ.	他の感染症との関係	113
	エボラ出血熱の影響／梅毒の進行性麻痺のマラリア療法	

第6章 「梅毒」──コロンブスの土産、ペニシリンの恩恵 …… 115

Ⅰ.	『南京の基督』	115
Ⅱ.	コロンブス時代に持ち込まれた？	115
Ⅲ.	病気名称の由来	117
Ⅳ.	伝播の速度	118
Ⅴ.	梅毒感染者かもしれない人	119
Ⅵ.	病原体、症状	121
Ⅶ.	近世における梅毒をめぐる状況	122
	ファッションへの影響／最初は自慢された？／江戸時代後半	
Ⅷ.	診断・治療の歴史	123
	診断：ワッセルマン反応／ユソウボク／水銀療法／化学療法：サルバルサン／ペニシリン／進行性麻痺の三日熱マラリアによる治療	
Ⅸ.	進行性麻痺の病因であることの証明	126
Ⅹ.	梅毒の国家管理	126
	国家管理の始まり／日本における娼妓への強制検査・治療施設／日本における軍隊の対策	
Ⅺ.	悲惨な梅毒臨床実験	128
	タスキーギでの臨床実験／グアテマラでの臨床実験	
Ⅻ.	流行の現状	129
ⅩⅢ.	性活動で感染する可能性のある疾病	131

第7章 「コレラ」——激しい脱水症状 ………………………… 133

Ⅰ. 『赤い天使』と『インパール』 ………………………………………………… 133

Ⅱ. コルカタの患者 ……………………………………………………………… 133

Ⅲ. 病名の起源 …………………………………………………………………… 134

Ⅳ. 病原体 ………………………………………………………………………… 135

病原体／O抗原／コレラ毒素

Ⅴ. 流行の世界史ほか …………………………………………………………… 137

古典型の世界的流行／英国での対策の成功／エルトール型の出現

Ⅵ. コレラで死亡した人物 ……………………………………………………… 140

Ⅶ. 日本での流行 ………………………………………………………………… 141

輸入感染症／梁川星巌のエピソード／江戸幕府の幸運／コレラ対策での殉職者／玉川上水の水質確保目的で三多摩を東京都へ移管／トルコ軍艦内での流行／コレラ船／戦後の散発

Ⅷ. 症状 …………………………………………………………………………… 146

Ⅸ. 治療 …………………………………………………………………………… 147

ORS／抗菌薬

Ⅹ. 予防 …………………………………………………………………………… 148

ワクチン／プロバイオティクス

Ⅺ. 流行地への旅行者への注意 ………………………………………………… 148

Ⅻ. 世界の現状、日本の現状 …………………………………………………… 149

ⅩⅢ. 細菌学の新しい進展 ………………………………………………………… 152

VBNCコレラ菌／メタゲノム解析／保存検体からのコレラ菌の再構成／菌の遺伝子検出による迅速診断

第8章 「エボラウイルス病」——コウモリ由来の病？ ……………… 155

Ⅰ. 2014年の驚き ………………………………………………………………… 155

Ⅱ. 1976年、キラーウイルスの突然の出現 …………………………………… 155

Ⅲ. 症状 …………………………………………………………………………… 158

Ⅳ. 病原体：糸状のフィロウイルス …………………………………………… 159

形態／エボラは古いウイルス？／マールブルグウイルス

Ⅴ. コウモリが持っていた？ …………………………………………………… 161

目 次　vii

Ⅵ. 2014年、西アフリカでの拡散と文化の影響 ………………………………… 163

予想外の拡大／伝統的な葬儀習慣／住民の反発／カーン医師の貢献／米国への拡散／国境なき医師団の早い取り組みと限界／WHOの対応の遅れ／医師の不安／日本の活動／患者数

Ⅶ. 治療と予防 ……………………………………………………………………… 171

Ⅷ. 危険病原体の分類と高度安全実験室 ………………………………………… 172

Ⅸ. 日本における感染症指定医療機関 …………………………………………… 176

Ⅹ. エボラの余波 …………………………………………………………………… 176

Ⅺ. 広がりの速さ——航空ネットワークの発展のスピード ………………… 178

第9章 「SARSとMERS」——コロナウイルスによる重症呼吸器疾患 … 181

Ⅰ. 2003年の米国 ………………………………………………………………… 181

Ⅱ. ウルバニ医師によるSARSの発見と死 …………………………………… 181

Ⅲ. CDCの研究チーム …………………………………………………………… 182

Ⅳ. SARSの症状 ………………………………………………………………… 184

Ⅴ. SARSの病原体 ……………………………………………………………… 185

Ⅵ. 疑われたハクビシンとコウモリ …………………………………………… 186

Ⅶ. 香港のホテルで起こったことと北京の緊張 ……………………………… 188

Ⅷ. WHOの緊急ではない渡航の自粛勧告 …………………………………… 189

Ⅸ. SARSの教訓 ………………………………………………………………… 190

Ⅹ. 2012年中東でMERSの出現 ……………………………………………… 191

Ⅺ. 韓国への飛び火 ……………………………………………………………… 194

Ⅻ. 韓国における流行の背景 …………………………………………………… 195

ⅩⅢ. 備え ……………………………………………………………………………… 196

第10章 「常に備えを」——進歩する医学、しかし感染症は絶えない … 199

Ⅰ. 我らの時代 …………………………………………………………………… 199

Ⅱ. 健康レベルの向上 …………………………………………………………… 199

主要死因の変化と長寿化／医療の質の向上／医学研究と医療技術の進歩

Ⅲ. 新興感染症の絶えざる出現 ………………………………………………… 203

動物との接触頻度の増加／航空網の発達

Ⅳ. 抗菌薬の問題点 ……………………………………………… 206
　　耐性菌の出現

Ⅴ. 備える ………………………………………………………… 209
　　そして人──備えの重要性／長期的かつ広い視野で意見を結集／情報発信でパニックを
　　減らす／平和の大切さ

Ⅵ. 我らの時代は何か？ ………………………………………… 212

あとがきにかえて …………………………………………… 215

Ⅰ. 天然痘 ………………………………………………………… 215
　　残っていた痘瘡稲荷／小山肆成──独自に種痘法開発／米国で生きている天然痘ウイル
　　スが保存されていた／天然痘の小説／ウイルス遺伝子から見た進化

Ⅱ. ペスト ………………………………………………………… 219
　　ニュートンの３大発見とペスト／インドでの部落焼却／ペスト菌の遺伝子の進化／2017
　　年マダガスカルのペスト

Ⅲ. メキシコの衰退はチフス？ ………………………………… 221

Ⅳ. 結核 …………………………………………………………… 222
　　チェーホフは結核死／高田畊安

Ⅴ. 麻疹排除へ近付く …………………………………………… 224

Ⅵ. 京都ジフテリア予防接種禍事件の和解 …………………… 224

謝　辞 ……………………………………………………………… 227
主な参考文献 ……………………………………………………… 227

目　次　　ix

第 1 章 「2014 年夏」

Ⅰ．「1914 年夏 → 2014 年夏」

　私が高校・大学生の頃、読むのを薦められていた有名な長編小説がいくつかあった。トルストイ『戦争と平和』、ロラン『ジャン・クリストフ』、デュ・ガール『チボー家の人々』などである。日本人のものを挙げれば吉川英治『新・平家物語』『三国志』。どの作品もひたすら長い。

　その一つであった『チボー家の人々』の第 7 部は、「1914 年夏」と題されている。後にデュ・ガールは、この章でノーベル文学賞を受けることになる（1937 年）。その中で、作者は第 1 次世界大戦前夜のただならぬ世情と、その時代に生きる人々の不安、非力ながらもそれを何とか改善しようという情熱、しかし達成への苦難・苦悩と挫折を伝えている。

　1914 年、現在のボスニア・ヘルツェゴビナのサラエボで起きたオーストリア皇太子の暗殺事件の直後、チボー家の兄弟は、理想の社会制度のあり方をめぐって会話する。兄のアントワーヌは、「おれの知りたいと思うのは、新しい社会を打ち立てるにあたっての問題だ。おれはけっきょくむだぼね折りに終わるだろうと思っている。というわけは、再建にあたっては、つねにおなじ基礎的要素が存立する。そして、そうした本質的な要素に変わりがない。すなわち、人の本性がそれなのだ！」（山内義雄訳、白水社、1950 年）。革命を目指している弟のジャックは、この考えを心の中では否定できないでいる。

　アントワーヌの言葉と同じことを、日本の芥川龍之介（図 1.1）が書いている。

　「完全なるユウトピアの生れない所以は大体下の通りである。——人間性そのものを変えないとすれば、完全なるユウトピアの生まれる筈はない。人間性そのものを変えるとすれば、完

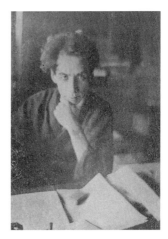

図 1.1 芥川龍之介
（出典 国立国会図書館）

全なるユウトピアと思ったものもたちまちまた不完全に感ぜられてしまう」(『侏儒の言葉』より「ユウトピア」)

　表現こそ異なるけれども、人間性や人間社会への認識は、東西において、時代において、大きく異なるものではない。すなわち、制度もさることながら、苦悩の根源には人間の本性の複雑さがある。

　翻って 100 年後の日本。2020 年オリンピック誘致などスポーツ分野での明るいニュースの陰で、いくつもの先の見えない不安を抱えていた。火山、地震、津波などへの自然災害への対応をどうするか？　原子力発電はどうするのか？　国境問題はどう解決されるのか？　少子高齢化の社会はどうなるのか？　貧富の格差は是正されるのか？

　一つの問題が何とか解決し、それがともかくも落ち着いたからといって人々の不安の感情が解消されるのではない。人々の不安の感情は有限の命を持ち、自分の未来を見ることができない人類に永遠に付きまとうものであり、不安の対象、量や質がその都度変わっていくにすぎない。不安は消えないとしても、その程度や数を減らして行くのが、政治や科学に課せられた使命であろう。そして、政治や科学で不安を減らそうと言うときには、デュ・ガールの言う「人の本性」、芥川の言う「人間性」への配慮を大切にしていかなければ十分には達成できないであろう。

　2013 年 3 月に刊行した前作『人類と感染症の歴史』から 5 年が経っているが、この短い間に果たして不安の程度や数は減っているのであろうか？　少なくともその対象は変わってきている。

　感染症という狭い分野に限ってみても、2013 年から 2018 年の 5 年間にそれ以前と同じように不安を呼び起こす新たな感染症が登場してきた。上海を中心にした鳥インフルエンザ A 亜型 H7N9 の発生、西日本でのマダニによる SFTS（重症熱性血小板減少症候群）の発生、中近東を中心とした MERS（中東呼吸器症候群）の発生。そして成人男性を中心として日本全体に広がった風疹の流行、2014 年の西アフリカでのエボラウイルス病の流行とデング熱の日本での発生など尽きることがなかった。

　これらの感染症のうち、インフルエンザ A 亜型 H7N9、SFTS とデング熱について、いささかの解説を加えておきたい。再流行した風疹（前作 7 章）については追加解説である。また、エボラ、SARS/MERS についてはそれぞれ 8 章、9 章で解説する。わずかな期間で、このような変化が起きていることに、改めて驚く。

2　　第 1 章「2014 年夏」

そして、今後もまた予期せぬ感染症が現れてくるだろう。病原体の種類は変わり、登場する舞台を変え、感染する対象を変え、出現し続ける。

リスクマネジメントとして考えてみると、津波の対策として有効なのは、いかなる巨大な津波でも防げる巨大堤防で日本列島を取り囲むことではなく、津波発生の素早い予報・周知と前もって一次避難の場所を設定し、日頃から避難訓練をすることである。「人間こそが人間を守る」。感染症対策もこれと同じであり、病原体は、今後も絶えることなく新たに人間社会に侵入・出現してくる。この侵入・出現を防ぐのは、早期発見のためのシステム・ネットワークを構築し、早期発見・診断に続く早期治療・対策を実施することである。制度や規則は基盤となるものであり重要ではあるが、そこに、デュ・ガールの言う「人の本性」、芥川の言う「人間性」への配慮を大切にした「人間を守るため」という真の目的を失わないようにしないと、制度も基盤も生きたものにはならない。

II. なぜ 2012 ～ 2014 年に、風疹流行と CRS 発生か？

1. 小さなデモ行進

2013 年 7 月 4 日に東京で小さなデモ行進があった。風疹流行を抑制するための風疹ワクチン一斉接種要求のデモであった。通常のデモと大きく異なっていたのは、車椅子や幼児の参加があったことである。先天性風疹症候群（CRS）の子を生んだ母親達が前列を歩いた。CRS による重症の心臓疾患で娘を亡くした母親は娘の写真とともに、また CRS による難聴児の我が子とともに、さらにまた昨年生まれた CRS の子をおぶって歩いた。風疹の流行で CRS の子を産むのは自分たちで終わりにしてほしいという強い願いから地方から上京して、デモに参加していた（図1.2）。「この子を産んだのは私の罪です。私が予防接種さえ受けていれば、この子をこんな目に会わせることはなかった」という母親の強い自責の念に参加者は胸を打たれ

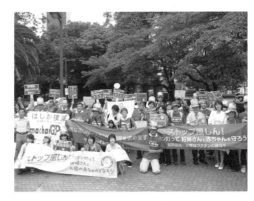

図1.2　ストップ風疹パレード
(撮影者　ムコネット Twinkle Days 中井まり)

た。自ら名乗り出て行動に移していったその勇気に感銘を受けると同時に、本来ならば患者の勇気に頼るのではなく、医療関係者や公的機関こそが、それに先んじて支援すべきであったのだと思われた。

この機会に、CRS児の親や成人したCRS患者は、「風疹をなくそうの会『hand in hand』」を結成した。そして患者家族を孤立から助け出し励ましあい、また妊娠中に風疹に感染したかもしれない不安の中に置かれている妊婦への相談を始めた[*1]。

日本において2012年に始まった風疹の流行は、さらに拡大して2013年には大流行になった。風疹は、男女幼児への風疹ワクチン接種、特に2006年からのMR（麻疹・風疹）ワクチン2回接種（1歳と6歳）の導入により流行はなくなり、2010年には年間87人の患者報告数にまで減少し、日本からの風疹排除さえ間近い状況になっていた。風疹ウイルスの研究者として、CRSの根絶を願ってきた私は、その日が待ち遠しかった。それが、2013年には11月20日ですでに14,269人に達した（図1.3）。CRSの出生報告数も、この10年間で最多であった

[*1] 「風疹をなくそうの会『hand in hand』」連絡先　メール：stopfuushin2013@gmail.com
　　ブログ：https://ameblo.jp/tonokunn/

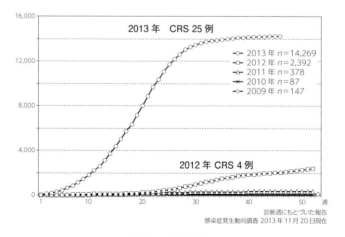

図1.3　風疹報告数
（国立感染症研究所：感染症発生動向調査 2013年11月20日現在　https://www0.niid.go.jp/niid/idsc/idwr/diseases/rubella/rubella2013/rube13-46.pdf に加筆）

2004 年（10 例）を超えて、2012 年 4 例、2013 年 32 例、2014 年 9 例と 3 年間で 45 例になった。そのうち、約 7 割が妊婦の職場での二次感染だった。

患者報告数が 1 万人を超えた 2013 年 6 月 18 日には、長年風疹ウイルスを研究してきたということで私に TV 局の取材が殺到した。昔の研究が評価されたのは研究者としてはうれしいことであったが、制圧できなかった無念さ・残念さは強く、志と異なり多くの CRS 例の発生には胸が痛んだ。

かつては流行の中心が幼児であったのに対して、2012 〜 2013 年の 2 年間の風疹患者には顕著な特徴がある。男性がほぼ 3/4 を占め、またその 80% あまりが 20 〜 40 歳代であることである。さらには、鹿児島県を除けば、すべて大都会に集中していた。鹿児島県では 1 地域で流行しており、関東圏か関西圏から仕事上の交流によって持ち込まれたものと考えられている。以上をまとめて言えば、成人、男性、職場（都会）が流行の 3 大特徴である。このような特徴は、日本の風疹流行では史上初めてのことである。

つまり、昨今の CRS 児の母親への感染ルートは大部分が成人男性からであり、働く女性が増えていることから、家庭内の感染というよりもむしろ職場などでの感染の可能性が大きい。

2. なぜ流行したのか？

成人、男性、職場という特徴が現れた背景は明らかである。それは、過去の日本がとってきた風疹政策、具体的には風疹ワクチン接種対象の選定にあった（前作第 8 章参照）。1977 年に始まった日本の風疹ワクチン接種の対象は、女子中学生であった。世界で風疹ワクチンが開発された 1960 年代末から 1970 年代当時、このワクチンの接種対象をどこにするかの議論が盛んにされ、その方向性は二つに分かれた。すなわち、一つは、風疹は CRS が問題であるからと、妊娠予備軍の女子中学生を接種対象とする日本や英国（英国方式）であり、他の一つは、風疹の流行さえなければ CRS も発生しないので、流行の中心である男女幼児を接種対象とする米国（米国方式）であった。数年たった時点で、その答えは明らかであった。つまり、米国方式が、断然効果的だった。この結果を見て英国方式の国は、順次、米国方式に切り替えた。この切り替え過程で、日本は残念ながら二つの問題をうまく乗り越えることができなかった。

一つは、米国方式に切り替えたとき、米国が採用していた MMR（麻疹、おたふくかぜ、風疹）ワクチンにならって、国産 MMR ワクチンを導入した際の躓きで

Ⅱ．なぜ 2012 〜 2014 年に、風疹流行と CRS 発生か？　　5

ある。国産のおたふくかぜワクチンが原因の髄膜炎が MMR ワクチン接種者から多く報告された。しかし、その頻度は実際のおたふくかぜ自然感染の場合よりもはるかに低い値であるにも関わらず、MMR の予防効果の積極的な発信ができず、髄膜炎の発生に対する不安の攻勢に MMR ワクチンの使用そのものを短期間で引っ込めてしまった。二つ目は、学校などで集団接種を実施し、接種率を高く保っていたのに、副反応などの問題を減らすためには問診を十分に行なうことが重要であるという理由で、集団接種を事実上なくしてしまったことである。この変更により集団接種に替わり各人がわざわざクリニックに行って接種を受ける個別接種になり、接種率が大幅に下がった。ワクチン冬の時代である。その後、公衆衛生行政や臨床の現場での長年の努力の結果、接種率は近年やっと回復してきた。

　女子中学生接種時代に接種を受けることなく、その前後にも自然感染にあわなかった当時の男子中学生世代（2013 年時点の 35 ～ 51 歳）は風疹に対して免疫を得る機会がないまま成長して、2013 年の風疹流行の中心を担うという皮肉な結果になってしまった（図 1.4）。現在の患者の年齢分布を見ると、このワクチン政策の変更時期と完全に一致する。つまり、いかにワクチンが効果的であるかということであり、また、患者発生はワクチン接種の機会がなかったり、接種率が低かった年代に集中するということである。女性については、接種率の高かった女子中学生接種時代と、MR ワクチン 2 回接種の若年世代には患者はほとんどいなかった（図 1.5）。ワクチン接種対象ではあったけれども接種率が下がった世代に、患者発生がみられた。

　2012 ～ 2013 年の成人男性への「爆発的」な流行は、予測を超えたものであった。日本が世界の中でのただ 1 か国行っている誇るべきデータとして、ワクチンで予防可能な主要感染症の性別年齢別抗体保有率の調査がある。それによれば、20 ～ 40 歳代男性の風疹抗体保有率はエアポケットのごとく低い（抗体がない率が 25％前後）ことは以前から関係者の間では周知のことであった。したがってこの年代の男性は風疹に感染するだろうことは皆が予想していた。しかし、25％程度であること、たとえ入ったとしても、散発的に時間をかけてゆっくりと抗体保有率が上がってゆくのであろうと予想していた。しかし、そこを目がけてウイルスが侵入したのである。今から思えば、この 20 ～ 40 歳代が日本中に平均的に分散していれば、ぱらぱらと散発的な感染に終わるという予想通りの結果であっただろうが、働き盛りのこの年齢層の男性が大都会に集中していることへの認識が薄かった。そこを人間よりももっと賢いウイルスに狙われてしまったということで

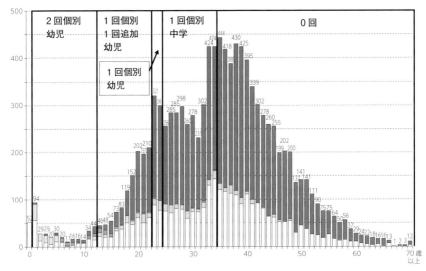

図 1.4 年齢別風疹報告数（ワクチン接種政策との関係）（男性）
(国立感染症研究所：感染症発生動向調査 2013 年 11 月 20 日現在　https://www0.niid.go.jp/niid/idsc/idwr/diseases/rubella/rubella2013/rube13-46.pdf に加筆)

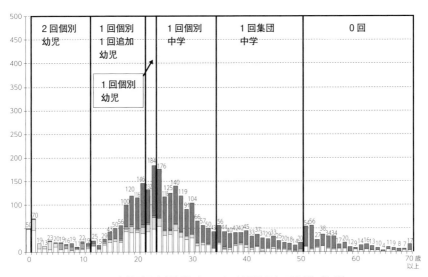

図 1.5 年齢別風疹報告数（ワクチン接種政策との関係）（女性）
(国立感染症研究所：感染症発生動向調査 2013 年 11 月 20 日現在　https://www0.niid.go.jp/niid/idsc/idwr/diseases/rubella/rubella2013/rube13-46.pdf に加筆)

ある。ウイルスを甘く見てはいけない。人間は今や自然をほぼコントロールできるようになってきたなどと思い上がって、自然を甘く見てきたしっぺ返しであろうか。地震、津波、台風、竜巻など多くの自然災害と共通する教訓である。ここでも、デュ・ガールの言う「人の本性」や、芥川の言う「人間性」の問題が浮き出ている。

3. 風疹流行の世界的な視点

2012 年の風疹報告数の一覧が 2013 年 6 月 4 日に WHO から出された。WHO の一覧表は、各国からの報告数をそのまま掲載しており、各国の報告制度はそれぞれに異なるし、その精度、患者捕捉率もまちまちである。しかし、全体として世界の患者発生の動向がおおよそ把握できる。それによれば、患者報告数やCRS 報告数が多いのは途上国であり、先進国では唯一日本だけが含まれている。2013 年にはカナダ、米国、EU、台湾などから日本への渡航注意が出されるほどであった。それほど日本におけるこの 2 年間の風疹流行は、先進国においては異常であった。先進国の一応の基準とされるOECD 加盟 34 か国では、日本が患者報告 2,325 人、CRS 5 人であるのに対して、他の国々は多くても風疹患者 75 人以下、CRS は1 人かゼロである（表 1.1）。日本はこの十数年はワクチン冬の時代とされてきた

表 1.1 風疹報告数（OECD 加盟 34 か国内）（2012 年）
報告システム・精度は各国で異なる

CRS	報告数	風疹	報告数
日本	5	日本	2,325
オーストラリア	1	英国	70
チェコ	1	スペイン	64
ドイツ	1	スウェーデン	50
ポルトガル	1	オーストラリア	35
韓国	1	韓国	27
スペイン	1	アイルランド	10
カナダ	0	シリア	10
チリ	0	ハンガリー	7
デンマーク	0	チェコ	6
エストニア	0	ニュージーランド	4
ギリシャ	0	ポルトガル	3
ハンガリー	0	アイスランド	2
アイスランド	0	カナダ	2
ルクセンブルク	0	ルクセンブルク	1
メキシコ	0	オランダ	1
オランダ	0	ノルウェー	1
ニュージーランド	0	チリ	0
ノルウェー	0	エストニア	0
スロバキア	0	ギリシャ	0
スイス	0	メキシコ	0
シリア	0	スロバキア	0
英国	0	米国	0
米国	0		
（報告なし 10 か国）		（報告なし 11 か国）	

（WHO：http://apps.who.int/immunization_monitoring/globalsummary/timeseries/tsincidencerubella.html のデータを基に作成）

が、新型インフルエンザ流行（2009年）時のワクチンの重要性の再確認などを経て次第に雪解けが始まってきた。それでもまだ、日本がワクチン接種に関して途上国であるとされている現実が、よいワクチンを持ち、早くから対策に取り組んできた風疹において見られたのは、極めて残念である。

4. 風疹排除、CRS根絶を目指して

　天然痘根絶の成功（1980年WHO宣言）の後、WHOは麻疹の排除計画を開始した。その手段として、麻疹のワクチンが使われたが、多くの国では麻疹単独のワクチン（これを単味という）ではなく、風疹を加えたMRワクチン（二種混合）や、さらにおたふくかぜを加えたMMRワクチン（三種混合）が使われることが多かった。その結果、麻疹の減少・排除とともに、風疹の減少・排除も進んできた。北米や南米では、2002年に早くも麻疹排除を達成した。MMRワクチンを使用しているので、おたふくかぜ、風疹の排除もほぼ達成している。南米にあるチリや、中米のコスタリカは、現在の我が国のような成人層における風疹流行を経験した。すなわち幼児へのワクチン接種により、幼児での流行はなくなったのに対して、成人層、特に男性での流行が起きたのである。このとき両国政府は、成人男性への一斉接種計画を立てて、高い接種率でそれを実現した。その結果、両国では風疹の排除に成功している。途上国でできたことは、医学レベル、経済レベルの高い先進国である日本でも当然可能なことである。

　成人への一斉接種をすれば、1回の接種で日本から風疹の排除が期待できる。もちろん排除のためには、80％以上、理想的には90％以上の高い接種率が必要である。経費削減のために、この年の流行地（首都圏、関西圏、鹿児島県）のみの成人男性（20〜40歳代）への接種だけでも、おそらく目的は達せられたと思われる。

　このような流行の中心が成人男性であるような場合、CRSの発生予防は、妊婦や妊娠希望女性へ免疫を与えることではもはや達成できず、流行の中心である成人男性から流行をなくすことによってのみ可能である。

　先進国日本での風疹流行は、確かにピンチであるが、これを日本からの風疹の排除につなげることができれば、逆にまたとないチャンスになる。

　気が付いた対策を、いかに早く実施するかが、常に感染者を増やして自分の生存域や子孫を増やそうと狙う病原体を相手にする感染症対策に求められている。

5. ACIP 様の組織の設立を

　日本の風疹対策、具体的には風疹ワクチン接種政策を見てくると、結果的にはその場その場での問題を解決しようというものであった。いろいろな予期せぬ問題が起きたのは残念であるが、長期的、総合的な方針に欠けたのではないかという感が残る。個別問題の当座の解決に議論の重点を置く現在の仕組みでは、他のワクチンとの関係や、その疾病の将来展望（特に、排除への方策）など長期的、総合的な議論が弱くなる。米国の ACIP（Advisory Committee for Immunization Practices、予防接種諮問委員会）のようなデータを十分に集め、それに基づき広く関係者の知恵を結集して長時間の議論を尽くし、総合的でかつ長期的な予防接種政策を提案する機関の設立が強く望まれる。これは過重な責任を負わされていることから保守的になりがちで、また、日々の職場では少人数で多くの予期せぬ感染症への対策に多忙な厚生労働省側にも、責任および作業の軽減の点で大きな利益をもたらす組織であると思われる。デモに参加した CRS 児の母親の気持ちが、厚生行政に活かされることを強く望みたい。

Ⅲ. 登場する新顔

1. 鳥インフルザの新顔　H7N9

　2003 年からの鳥インフルエンザ A 亜型 H5N1 ウイルスの発生では、ヒトからヒトへの感染の可能性が極めて大きな心配の種であったが、どうもヒト－ヒト感染は例外的で、現在のところは流行地域も比較的狭く、世間の話題から忘れ去られようとしていた。そこへ降ってわいたように、2013 年 3 月に中国で、新たな鳥インフルエンザ A 亜型 H7N9 の発生が報じられた（図 1.6）。A 亜型のウイルスは渡り鳥には少なくとも 198 種類があるのが知られているが（前作 9 章より増加）、この H7N9 でヒトの流行が知られたのは

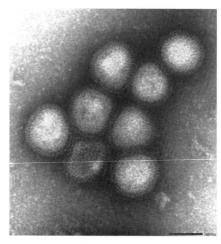

図 1.6　H7N9 ウイルスの電子顕微鏡写真
（出典　国立感染症研究所：インフルエンザ A（H7N9））

初めてである。2018年3月28日時点で、2013年2月以降から通算して患者1,625人、死亡621人（致死率38.2%）である。マレーシア1例、カナダ2例の輸入例以外は、すべて中国での発生である。H5N1と同じように鳥からヒトに感染するルートが主でヒト－ヒト感染は極めて限られている。1人の患者が何人に感染させるかという再生数は0.6と推測されており、今のところ感染拡大はないと思われている。

中国の研究者の推測によると、2013年時点での入院患者の死亡リスクは36%で、A/H5N1型（約60%）より低いが、2009年のA/H1N1型パンデミックインフルエンザ（21%）より高い。

H5N1流行時のエジプトにおける患者の解析によれば、早期発見早期治療（発症2日以内にタミフル投与）で死亡は劇的に減らせるので（図1.7）、今回のH7N9も同じであろう。タミフル以外の抗インフルエンザ薬もあり、ワクチン開発よりも抗インフルエンザ薬の方が有効であろう。油断してはいけないが、恐れすぎることはない。寺田寅彦のいう「ものを怖がらなさすぎたり、怖がりすぎるのはやさしいが、正当に怖がることはなかなか難しい」である（前作1章参照）。厚生労働省はH5N1の教訓から、迅速な対応をして、2013年9月2日には、試験ワクチンの製造を決めた。

インフルエンザはいつどこから新しい亜型ウイルスが出てくるのかわからない

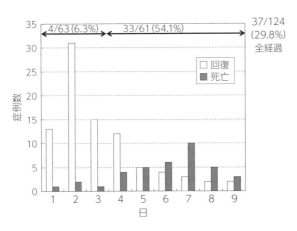

図1.7 抗ウイルス薬によるH5N1の早期治療効果（発症日を1日として記載）
(提供 Y. Nagai & S. Katow)

Ⅲ．登場する新顔

ことが多く、いつも厄介な存在である。世界と協力したモニタリングの重要性がますます高まっている。

2. マダニによる感染症 SFTF

マダニ（図 1.8）が媒介するウイルス感染症である重症熱性血小板減少症候群（severe fever with thrombocytopenia syndrome：SFTS）が日本でも見つかった。このウイルスはブニヤウイルス科フレボウイルス属に分類される新規ウイルスである（図 1.9）。2009 年中国で始めて発見された疾患で、2011 年原因ウイルスが特定された。日本では、2018 年 2 月 28 日現在、319 人の患者、うち死亡 60 人（死亡率 18.8％）が報告されている。

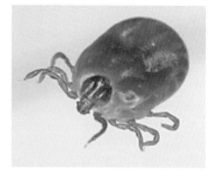

図 1.8 マダニの一種のフタトゲチマダニ
（出典 国立感染症研究所昆虫医科学部 https://www0.niid.go.jp/niid/entomology/pictures/longicornis_futatogechimadani/page_thumb7.html）

患者の多くは、畑や山林での作業をしており、したがって草むらなどマダニが多く生息する場所に行く場合は、長袖の服や長ズボンを着て肌の露出を少なくするなどの対策が推奨されている。現在のところ西日本のみに患者が出ているが、このマダニは家屋内に棲むイエダニとは異なり、屋外にいて普段は動物の血を吸っていると考えられる。

2012 年、中国や韓国でこの病気の存在が初めて確認されたが、我が国の

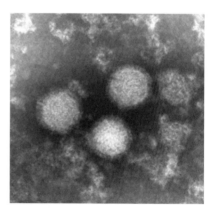

図 1.9 SFTS ウイルスの電子顕微鏡写真
（出典 国立感染症研究所：日本における重症熱性血小板減少症候群、病原微生物検出情報、35：1、2014）

分離ウイルスは、ウイルス遺伝子の比較からは、中国や韓国のウイルスとは少し異なり、2013 年に輸入されたものではなく、恐らく数年や 10 年以上前には日本にすでに存在していて、今年初めて確認されたと考えられている。現に昨年やそれ以前に死亡した患者からの保存検体を使って、死因が SFTF であったことが確

認されている。

　感染マダニを動物が運んだのか、その動物はどのように運ばれたのか、感染した人が持ち込んだのか。輸入ルートの実態は未解明である。しかしながら、やはり「感染症に国境はない」のである。

3. デング熱

　2014年、首都圏を中心に162例のデング熱（dengue fever）国内感染例が報告され、国民をたいへん驚かせた（図1.10）。これは、国内流行は太平洋戦争中の九州・沖縄での小流行以来のことで、約70年ぶりであったからである。そして戦後は、海外旅行をして感染し、帰国後に発症する輸入感染例があり、年々増加傾向にあったが、それでも年間多くても100例前後しかなかった。

　デングウイルスは、フラビウイルス科（Flaviviridae）に属し、ネッタイシマカ（*Aedes aegypti*）やヒトスジシマカ（*Aedes albopictus*）によって人→蚊→人→蚊→…の感染環を作っている。1～4型の四つの血清型があり、近年では1型のウイルスが最も多く検出されている。2014年の国内流行も1型であった。

　2014年は東南アジアなど海外で感染して帰国した人が、樹木や溜水の多い、蚊の生息しやすい公園などで血をヒトスジシマカに吸われて、その蚊がほかの人を刺していき流行したと考えられている。人が多く集まる代々木公園などでの感

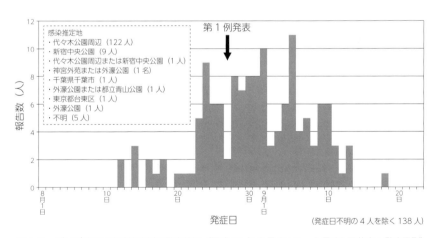

図1.10　デング熱の国内感染症例の発生状況（平成26年8月27日～9月22日公表：発症日別）
（出典　厚生労働省：デング熱の国内感染症例について（第十八報））

染が多かった。東京都が中心となり、公園内立ち入り禁止や蚊の駆除対策を集中的に行って、幸い2014年のみで、国内流行は終息した。

2012年から2016年の5年間での輸入例は、2012年221例、2013年249例、2014年179例、2015年292例、2016年343例（国立感染症研究所）であった。日本人の海外旅行者が増加するにつれて、輸入感染症例の増加傾向がある。

第 2 章 「HIV/AIDS」
──チンパンジーから入った 20 世紀の病

Ⅰ. 衝撃的な写真

　"Impact from the frontiers of global health"（Karen Kasmauski & Peter Jaret、National Geographic Society、2003）という写真集がある。私は 2003 年、客員研究員として米国の CDC（Centers for Disease Control and Prevention、疾病対策センター）にいた折、センターで写真展があり、その写真集を購入した。写真集の中で最も衝撃的だったのは、タイの仏教徒のホスピスに展示されているエイズ（acquired immune deficiency syndrome：AIDS、後天性免疫不全症候群）で亡くなった若い女性（年齢不詳）の全裸の遺体の写真である。彼女はエイズの悲惨さを知らせ、自分のような被害者を出さないようにと、自ら展示を願ったとされている。ガラスのケースを兵士が新兵教育の一環として見学している様子が写っていた。題は「残酷な展示」（Grim exhibit）（図 2.1）で、エイズの悲劇を象徴する写真である。地方の貧困家庭出身で、都会へ出て売春をして（WHO は商業的性労働者とよんでいる）、実家に仕送りさえしている親孝行の女性の貧困という第一の悲劇を遥かに超えた第二の悲劇である。

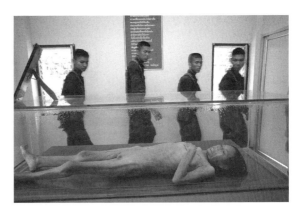

図 2.1 「残酷な展示」（Grim exhibit）
（画像提供：日経ナショナルジオグラフィック社）

Ⅱ. 突然の登場、1981 年

　エイズの登場は、人々に驚きと不安と性的好奇心を持って迎えられた。それまでも、そしてこれからも、未知の感染症は不意に現れてくるが、近年ではこれほ

ど社会的に大きな関心を持たれた例はない。2003 年の SARS（severe acute respiratory syndrome、重症急性呼吸器症候群、第 10 章参照）、2009 年の「新型」インフルエンザも、エイズほど長期的にまた世界中で社会から好奇の目、批判の目、恐怖の目にさらされ、経済的・社会的な影響を持つことはなかった。

　発見の発端となった米国のエイズの最初の報告は、1981 年 5 月 18 日の "New York Native" という男性同性愛者の新聞が、同性愛者の肺炎について述べているものである。その症例は CDC に報告され、CDC 発行の MMWR（Morbidity and Mortality Weekly Report）に発表されている[1]。

　そして、一般報道の第 1 号は、1981 年 6 月 5 日 "Los Angeles Times" の記事である。「ゲイ男性に肺炎」の見出しで、ロサンゼルスやニューヨークの男性同性愛者に原因不明の重い肺炎が発生していることを伝えた。この肺炎は後にエイズ患者の多くの死因になったカリニ肺炎（現在では、ニューモシスチス肺炎、pneumocystis pneumonia：PCP）のことである。実は、この報告以前に、めったに出ないカリニ肺炎の特効薬ペンタミジンの販売額が 1979 年からロサンゼルスやニューヨークで伸びていることが話題になっていた。突然現れたように見えるエイズでさえ、実は何らかの前兆があった。

　1984 年 6 月 25 日、フランスの哲学者フーコー Michel Foucault が、また、1985 年 7 月 25 日にエイズを公表した米国の俳優ハドソン Rock Hudson が 10 月 2 日、ともにエイズで亡くなり（表 2.1）、この頃にはエイズは米国内そして世界最大のニュースの一つとなり、エイズの衝撃性が広く世界中で認識されるようになった。

　エイズパニックは、当初、突然現れたこと、病原体が不明なこと、治療法がなく急速に死に至ること、患者集団に偏りがあったことなどが背景にあった。ハイチ人（Haitians）、同性愛者（homosexuals）、血友病患者（hemophiliacs）、ヘロイン（heroin）使用者の 4 グループに患者が多く見出されたので、その 4 グループの頭文字「H」を採って「4H」と呼ばれたことがあった。しかし、まもなく、病原体や発症機序が明らかになってすぐにこの名称は消えた。また 1982 年に使用された「グリッド」（gay-related immune deficiency：GRID、ゲイ関連免疫不全）という名称も同じようにすぐに消えた。

　その後まもなく、病像が理解されて 1982 年 7 月にエイズと決められた。この

---

[1] Pneumocystis pneumonia-Los Angeles. MMWR June 5, 30(21): 250, (1981).

16　　　第 2 章「HIV/AIDS」

表 2.1　エイズで亡くなった著名人（没年順）

名前	生没年	国	職業	メモ
ミシェル・フーコー Michel Foucault	1926～1984	フランス	哲学者	ポスト構造主義
ロック・ハドソン Rock Hudson	1925～1985	米国	俳優	『ジャイアンツ』（映画）
ペリー・エリス Perry E. Ellis	1940～1986	米国	デザイナー	
リベラーチェ Wladziu Valentino Liberace	1919～1987	米国	ピアニスト	「世界が恋したピアニスト」と称された
ロバート・メイプルソープ Robert Mapplethorpe	1946～1989	米国	写真家	官能的な写真
キース・ヘリング Keith Haring	1958～1990	米国	画家	サブウェイ・ドローイング
フレディ・マーキュリー Freddie Mercury	1946～1991	英国	ボーカリスト	ロックバンド「クイーン」
ルドルフ・ヌレエフ Rudolf K.Nureyev	1938～1993	ロシア	バレエダンサー	
アーサー・アッシュ Arthur Ashe	1943～1993	米国	テニスプレイヤー	4大大会シングルスを制した初の黒人
ランディ・シルツ Randy Shilts	1951～1994	米国	記者	San Francisco Chronicle
デレク・ジャーマン Derek Jarman	1942～1994	英国	映画監督	

語を最初に使ったのは "The Body Politic"（カナダのゲイ解放雑誌）であり、つ
いで、CDC がエイズ診断指針を策定している。

　漢字の国、中国では、カタカナやアルファベットを使わないので、外来語はす
べて漢字に変換・翻案している。そこでエイズは何と書くか？「愛滋病」と書
く。1992 年の第 1 回日中ウイルス学会で中国を訪れてこの表記を初めて見たと
きには、愛によって感染する意味と、エイズの発音をともに生かした漢字の国の
鮮やかな表現力に感心した。

　日本におけるエイズパニックには何度か波があった。最初は、対岸の火事でア
メリカで起きた性的な病への関心であったが、話題性は大きかった。

　血液製剤のエイズ問題を別にして、かなり身近な話題、そして局地的パニック
になったのは、1986 年 11 月、松本でフィリピン人女性の感染が報じられたとき、
続いて 1987 年 1 月、日本初の女性のエイズ患者が神戸から報告されたときである。

　後に述べるように、このときすでに血友病の血液製剤によるエイズ患者は発生
していた。血友病エイズ患者をエイズ患者第 1 号として発表する意図は、その時
の厚生省にはなかった。

Ⅲ．いつから存在していたのか？

1．1979 年の保存血

　エイズの発生（ヒトへの侵入）を巡っては、保存血からエイズウイルス（その
後 1986 年の国際ウイルス学会で HIV（human immunodeficiency virus、ヒト免
疫不全ウイルス）と命名される）の抗体調査から、1979 年に採取された保存血

に抗体が見いだされて、2年だけ患者発生が遡った。しかし、それ以前はいつから、どこからかについては未解明であった。

2. 元をたどればアフリカのサルのウイルスだった

ローマ時代の『博物誌』の著者プリニウス Gaius Plinius Secundus（22/23 〜 79 年。甥のプリニウスと区別するために大プリニウスと呼ばれている）が書いている「新しきもの、常にアフリカより来る」は、感染症においても正しいことが多い。エイズもまたそうであった。

アフリカ地域で 1960 年代以降に採取された保存血清について HIV 抗体の保有状況が一斉に調べられたが、早い年代に抗体陽性だったのは中部アフリカのみであった。中部アフリカ以外の他のアフリカ地域から抗体陽性者が見つかるのは 1980 年以降であった。こうしてアフリカ中部が起源であることまで絞られてきた。アフリカ中部とは、現在のコンゴ共和国、コンゴ民主共和国、カメルーンを中心とする地域である。

ヒトと同じ霊長類であるチンパンジーやサルなどから HIV に似たウイルスが見つかり、SIV（simian immunodeficiency virus、サル免疫不全ウイルス）と名付けられた。多くのウイルス株を区別するために例えば SIV cpz-gab1 1989 と表記するが、これはチンパンジーからガボン共和国で 1989 年に分離された1番目の SIV 株を意味する。このウイルスはヒトのウイルスである HIV-1 に最も近かった（後述）。また、同じアフリカ中部のカメルーンのチンパンジーの糞から分離されたウイルスが HIV-1 のグループ M や N の起源であるとされた（図 2.2）。つまりアフリカ中部のチンパンジーのもつサルのウイルスが種を越えてヒトに感染したのが HIV-1 の起源である。チンパンジーを食する際の解体・調理の折などに血液などを介してヒトに感染したものである。職業でいえば、チンパンジーの狩猟者（男性）か料理人（女性）と考えられ、いわば一種の職業病である。

そのチンパンジーの SIV は本

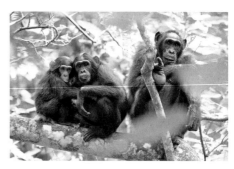

図 2.2 HIV はチンパンジーからヒトへ
(出典 USAID in Africa "Chimpanzees in Uganda")

来チンパンジーを自然宿主としていたのではなく、チンパンジーよりもさらに小型の2種類のサルが持つSIV（おそらくシロエリマンガベイのウイルスとクチヒゲゲエノンかモナモンキーのウイルス）の組換え体ということもわかってきた。これは動物園などではバナナを食べて一見草食性と思われているチンパンジーが、実は雑食性で時にはかなりの肉食性であり、小型のサルを食べたことにより感染したこと、またチンパンジーは、ヒトよりも性的に乱交的であり、チンパンジー間の乱交により、チンパンジー間にウイルスが広がったと考えられている。つまり、SIVはチンパンジーにおけるSTD（sexually transmitted diseases、性行為感染症）といえるものである。

　このチンパンジーへのSIV出現はウイルス遺伝子の変異を比較する分子時計から、せいぜい数百年前（例えば200年前）という極めて最近の出来事であり、古い昔の出来事ではなかったと推測されている。

　1959年ごろにベルギー領コンゴ（現在のコンゴ民主共和国）で採取されていたヒトの検体から分離されたZR59株ウイルスと1960年同国のキンシャサ大で採取され保存されていたリンパ節の生検体から分離されたDRC60株ウイルスの二つのウイルス遺伝子の相同性を比較したところ12%の差が見られた（つまり88%一致）。このウイルスの変異の速度を考慮して二つのウイルスが分岐した年代（つまり100%一致する年代）を推計すると1921年ごろになる。この結果は1921年には、すでにHIV-1はこの地域に存在していたということであり、また、この頃にチンパンジーからヒトへの感染が起こったものと思われる。

　HIV-1の中で四つのグループに分けられているが（M、O、N、P）、Mが99%以上を占めており、他の3種は中部アフリカにわずかに存在するに過ぎない。四つのグループがあったことの意味は、チンパンジーから種を乗り越えてこのHIV-1ウイルスがヒトに感染した機会が、中部アフリカで歴史的に1921年以降の数十年の間で4回あったからであると推測されている。

3. アフリカで拡散

　1931～1933年にフランス人のパルがコンゴの鉄道建設中に死亡した黒人労働者を解剖しているが、50人の死亡者のうち26人にエイズ様症状が観察されており、この時期に急速にエイズが拡散した可能性が高い。ジャングルの中を通すこの鉄道建設は極めて過酷な労働であり、労働者は肉体的、精神的な癒しを売春に求めるしかなく、それがこの急速なエイズ拡散の要因となった。当然ながら、建

設労働者はすべて男性である。売春の基盤は、古今東西を問わず男性人口が女性人口に比べて大過剰のときに、盛んになる。今になってわかったことであるが、当時の黒人たちは、鉄道建設の強制労働と死病であるエイズの二つの西ヨーロッパ諸国の過酷な植民地政策の犠牲者となっていたのである。

　植民地主義→都市化（人口の都市への流入）と伝統社会との断絶→都市売春→HIV-1 などのウイルスの流行→医原病による拡散は、このときの大きな流れであった。医原病とは、医療行為が原因で発症した病気のことである。性を介したHIV-1 の伝播の下地は、都市化の進展によりすでに 1960 年代に整った。そこへさらに、西欧医学が入り、HIV、HCV（hepatitis C virus、C 型肝炎ウイルス）、HBV（hepatitis B virus、B 型肝炎ウイルス）などが注射という医療行為によって広まった。もちろんその当時は HIV はおろか HCV、HBV のウイルスも未だ発見されていなかったし、注射器の使い回しや再利用が感染症を広げるという概念すらなかった。こうして、西ヨーロッパ諸国の過酷な労働を強いたことへの反省もあり、病気を治そうという「善意」が基になって導入された近代医学技術の医原病によって、本来の意図とはまったく逆に、急速にウイルス、すなわちエイズが広まっていった。

4. アフリカから外へ

　1930 年代のコンゴ民主共和国には、ハイチ人が多く働いており、そのハイチ人が母国のハイチへ HIV を持ち込んだ。交通手段の速度の向上と規模の拡大により現代では、地理的に大きく離れていても、そこに人的交流があれば、感染症も途中の国々を飛び越えて遠くまで伝わる。そして、ハイチ人移民が 1969 年ごろ HIV を米国へ持ち込んだと考えられている。さらに米国から、カナダ、ヨーロッパ、オーストラリア、日本へと広がっていった。

　アフリカの感染症がアメリカ大陸へ輸出されたのは、この時のエイズが最初ではない。16 世紀から 19 世紀の 3 世紀半でアフリカからアメリカ大陸へ 1,030 万人の奴隷が運ばれたという。多くの感染症もヒトの移動とともに、アメリカ大陸に運ばれ、気候や生態的条件が近いこともありそこに定着した。寄生虫病が多い。河川盲目症がグアテマラ、メキシコ、ベネズエラ、エクアドルへ、住血吸虫症はブラジル東部、カリブ海の島々、ベネズエラへ、リンパ性フィラリア症はハイチ、ドミニカ、ガイアナ、ブラジルへ運ばれた。

　一方ウイルス病は黄熱（中南米）、C 型肝炎ウイルス（マルティニク、フラン

ス領のカリブ海の島）、B 型肝炎ウイルス（ハイチ）、成人 T 細胞白血病（ATL）が伝わったことが知られている（ATL については後述する）。

5. HIV-2 の存在

後にエイズの原因として 2 種類のウイルスが見つかり、二つを区別して HIV-1 と HIV-2 と名付けられている。HIV-2 は西アフリカで局地的に流行しており、病原性はHIV-1 に比べて低い。

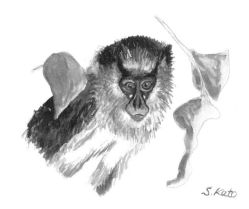

図 2.3　スーティーマンガベイ
（絵：加藤茂孝）

HIV-2 は、HIV-1 ウイルス遺伝子との間の相同性の差が 50％を超えていたので、HIV-1 とは別の型に分類されている。HIV-2 は、HIV-1 と同じようにサルから分離された SIV との遺伝子比較からスーティーマンガベイ（sooty mangabei）のウイルスがヒトに入ったものとわかった。このスーティーマンガベイは今や絶滅危惧種に指定されている（図 2.3）。

Ⅳ．ウイルス分離

1. HIV に先行していた HTLV の分離

1980 年に米国の国立衛生研究所（National Institutes of Health：NIH）のギャロ Robert Gallo らがヒトから初めて分離したレトロウイルス（後述）がある。human T-lymphotropic virus、のちに human T-cell leukemia virus（HTLV）と命名された。

その後、HTLV がいくつか見つかってきて、最初のものが HTLV-1 となったが、この HTLV-1 は ATL（adult T-cell leukemia、成人 T 細胞白血病）の原因ウイルスであることが明らかになった。これには日本人の研究者の貢献が大きい。

1977 年に京都大学の高月清らは、日本の九州出身の白血病患者には特有の T 細胞性白血病が多いことから成人 T 細胞性白血病という疾患概念を提唱した。1981 年には、京都大学の日沼頼夫らによってレトロウイルスが分離され「ATL virus（ATLV）」と命名された。また、ATLV ゲノムの全塩基配列は吉田光昭が決

定している。

ATL で HAM（HTLV-I 関連脊髄症、HTLV-1 associated myelopathy）を発症することもわかってきた（1986 年、鹿児島大学の納 光弘）。この疾患は、HTLV-1 が脊髄に入り、慢性進行性の両下肢麻痺、排尿排便障害を起こす。

2. エイズのウイルス分離競争と特許権争い

HIV の発見には HTLV の研究者の貢献が目立つ。1983 年 5 月 20 日エイズウイルスの発見が報告された[*2]。パスツール研究所のモンタニエ Luc Montagnier とバレシヌシ Francoise Barre-Sinoussi らによってエイズ患者より発見され「LAV（lymphadenopathy-associated virus）」と命名された。モンタニエもまた、HTLV の研究者であった。1984 年 5 月 4 日に、前述の米国のギャロらも分離に成功しており、HTLV-1 に似ていることから、「HTLV-3（human T-lymphotropic virus type-3）」と命名された。続いて、カリフォルニア大学サンフランシスコ校のレヴィ Jay A. Levy らも分離に成功し、「ARV（AIDS-associated retrovirus）」と命名された。LAV、HTLV-3 および ARV は、後に同じウイルスであることが明らかとなり、名称が HIV に統一された。

ギャロの論文発表に先立ち 1984 年 4 月 23 日には、米国の厚生長官がウイルス分離成功の発表をしている。後にモンタニエとギャロとの間でウイルス抗体測定法の特許権の争いが発生するが、この長官発表は、米国は当時すでに国家として特許権の重要性を十分に意識していたと思われる行動である。

1985 年 2 月になってモンタニエらの発見した LAV とギャロが見いだした HTLV-3 は同一患者からのウイルスである可能性が浮上した。モンタニエから LAV をもらったギャロが盗用したと言われた。ギャロの保管する HTLV-3 ウイルスをクローニングして遺伝子配列を決定したところ、多くのクローンはモンタニエの LAV と同一と言えるものだったが、他の 1 クローンはまったく異なる配列であり、HIV が多様性を持つウイルス集団であることがわかった。

HIV の抗体測定キットは患者数が膨大なことから、巨額の利益を生み出すものであり、特許権の争いになった。1985 年 5 月、ギャロ側は HTLV-3 の名で米国の特許を取ったが、それに対して 12 月 12 日にモンタニエ側は訴訟を起こした。

[*2] Barré-Sinoussi F, *et al.*: Isolation of a T-lymphotropic retrovirus from a patient at risk for acquired immune deficiency syndrome (AIDS). Science, 220: 868-871, 1983

第 2 章「HIV/AIDS」

1987年米国のレーガン大統領とフランスのシラク首相が会談して、ウイルス発見はモンタニエ、キット作成はギャロ、特許権は50％ずつということで折り合った。これはHIVの発見が大統領や首相が登場するほどの巨大な利権と名誉が絡む事件であったことを意味する。

　エイズの原因ウイルスの発見で、1988年モンタニエとギャロは日本国際賞を受賞、2008年にモンタニエとバレシヌシはノーベル賞を受賞した。私は、ウイルスの真の発見者は誰であるかを評価したノーベル賞委員会は、さすがに見識があるという印象を強く持った。

　ノーベル賞は最多で3人とされており、残り1人は子宮頸がんの原因であるヒトパピローマウイルスの発見者であるハウゼン Harald zur Hausen が受賞した。その当時受賞が3人ともHIV関連であれば誰が3人目に入ったのかの憶測がされた。例えば、パスツール研究所の研究グループの一員で、受賞を逃したシャーマン Jean-Claude Chermann は、不運であったと思われている。このように科学の発展の陰には、多くの人々の努力が隠れている。

V. ウイルスの構造

　HIVは、電子顕微鏡写真（図2.4）を見ると特徴的な形態の内部構造を持つ。ウイルスの構成たんぱく質の模式図（図2.5）とその合成を指示する遺伝子の配列を（図2.6）示す。このウイルスはRNAをDNAに複製する逆転写酵素（reverse transcriptase）を持ち、その酵素から名前を採ったレトロウイルス科（Retroviridae）に属している。さらにレトロウイルス科の中でのレンチウイルス（*Lentivirus*）属に入る。Lentiという語はラテン語のLentusに由来し、「ゆっくり」の意味である。HIVの感染からエイズ発症までに長時間（約8年）を要することからとられた名称である。

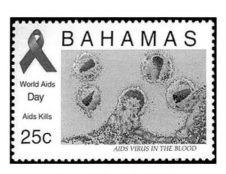

図2.4　世界エイズの日切手
成熟したHIVがT細胞から飛び出す瞬間

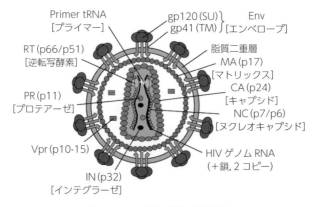

図 2.5　HIV 粒子の構造（模式図）
(出典　国立感染症研究所：感染症週報　第 4 巻、第 39 号)

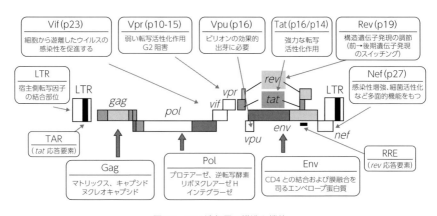

図 2.6　HIV 遺伝子の構造と機能
(出典　国立感染症研究所：感染症週報　第 4 巻、第 39 号)

VI. HIV の感染とエイズの発症

1. CD4 リンパ球に結合

　HIV はヒトの T リンパ球のなかでも CD4 リンパ球に結合してリンパ球内に侵入する（図 2.7）。CD は cluster of differentiation の略で、表面抗原とか表面マーカーと訳されるが、通常はこの略語のまま CD と呼びならわされている。T 細胞

（T cell、T lymphocyte）というのは、リンパ球の一種で、骨髄で産生された細胞が胸腺で選択されて分化成熟したものである。胸腺 Thymus の頭文字「T」をとって名付けられた。細胞表面に特徴的な T 細胞受容体（T cell receptor：TCR）がある。T 細胞は末梢血中のリンパ球の 70 ～ 80％を占める。末梢に存在するほとんどの成熟した T 細胞は、細胞表面のマーカー分子として CD4 か CD8 のどちらかを発現している。CD4 陽性の T 細胞は他の T 細胞の機能発現を誘導したり B

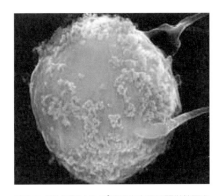

図 2.7　HIV 感染リンパ球の走査電子顕微鏡写真
　　　細胞表面に群がるように付着するおびただしい小球状の粒子が HIV
（提供　新居志郎）

細胞の分化成熟、抗体産生を誘導したりするヘルパー T 細胞として機能する。他方、CD8 陽性の T 細胞はウイルス感染細胞などを破壊する CTL（cytotoxic T lymphocyte、キラー T 細胞）として機能する。

2. HIV 感染の初期症状

　HIV 感染の初期にはインフルエンザに似た症状（39 ～ 40℃の発熱など）が出ることがある。感染の約 2 週間後に発症し、数日～数週間後には治る。
　必ずしも初期症状が出るわけではないし、たとえ発熱があっても、単なる風邪だったということも多く、それだけで HIV 感染とは判断できない。血液中の HIV の遺伝子検出か、HIV 抗体の検出ではじめて正確な感染診断ができる。しかし、感染の極めて早い時期にはウイルスが微量すぎてウイルス遺伝子が検出できないことや、抗体が産生されるまでは抗体検出ができないので、極早期の診断の信頼度にわずかに問題がある。この時期をウインドウ期といい、血液検査で神経質になる時期である。その後、一見健康にみえる状態に戻ってからその状態が長く続く。この間にも体内でウイルスは増えているので、他人に感染させることになる。

3. 死亡原因は他の感染症（日和見感染）

　エイズは HIV 感染そのものによって患者が死亡するのではなく、HIV 感染に

よって免疫を担う CD4 リンパ球が減少、免疫能が低下し、その結果、通常は感染しても排除されたり、無症状に抑えられている病原体が増殖して、その病原体による疾患が進行・重症化して死亡する。エイズの病状の進行と CD4 の数の減少との相関（図 2.8）と死亡原因になる感染症を示す（図 2.9）。通常は感染しないか、無症状で抑えられているのに、症状が出るような感染を起こす場合を日和見感染という。自前の航行装置を持たない古代の船や旧式の帆船が航行できるかどうかは、その時の天候に依存している。それを判断するのが船長の重要な役割であり、海岸線の小高い丘に登って天候を観測する。波や風の強さ、風向き、晴雨などである。これを日和見という。日本各地の海岸線には、今でも日和山という地名が残っている。エイズにおける感染が日和見感染と呼ばれるのは、ウイルスが生体の健康状態（免疫状態）を日和見のごとく観察して増殖するかどうかを決めている、つまり好機をうかがっているからと擬人化されてついた名称である。エイズの場合の日和見感染とその治療薬をまとめた（表 2.2）。

エイズの日和見感染で最も死亡者が多いのは、結核である。特に、サハラ以南

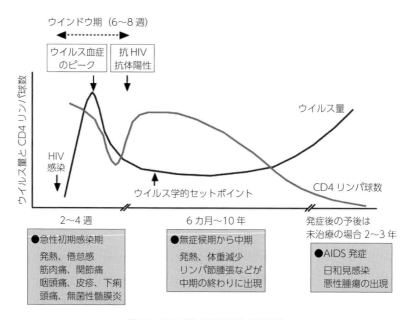

図 2.8 HIV 感染の臨床経過（模式図）
(出典 国立感染症研究所：感染症週報 第 4 巻、第 40 号)

26　　第 2 章「HIV/AIDS」

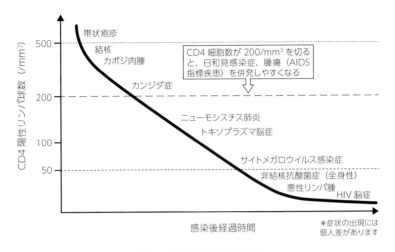

図 2.9 HIV 感染症の病状の経過
CD4 陽性細胞数と日和見感染の相関
(出典 国立感染症研究所:「AIDS(後天性免疫不全症候群)とは(2014 年 1 月改訂版)」https://www.niid.go.jp/niid/ja/kansennohanashi/5633-aids-intro-20140127.html より改変)

の地域に多い。この相関性は前作第 3 章結核の流行地図に明確に現れている。したがって、エイズ対策と結核対策は、特にこの地域では合体して行われている。

4. 体内のどこにウイルスがいるか？

血液中でウイルスが増える場合のウイルス感染症は全身感染である。HIV の場合は、感染細胞が CD4 リンパ球であるので、血液とリンパ液中に多い。リンパ液は体中に行き渡るので、唾液、精液、膣液などの体液からウイルスが検出される。輸血や注射針、出産時の母子感染など血液を介したもの以外は、精液、膣液が STD として感染の主役を担っている。エイズが発見された当時、体液で感染す

表 2.2 エイズに合併する日和見感染症に対する予防・治療薬

適応症	治療薬(一般名)
ニューモシスチス肺炎	アトバコン ST 合剤
口腔内カンジダ	クロトリマゾール
トキソプラズマ症	ピリメタミンサルファジアジン
帯状疱疹	フマミシクロビル
非定型抗酸菌症	リフマブチンアジスロマイシン
赤痢アメーバ	ヨードキノール
抗真菌薬	アンフォテリシン B
サイトメガロウイルス感染症	シドフォビル

(出典 国立感染症研究所:感染症週報 第 4 巻、第 40 号)

るというのなら、汗でうつるか、涙でうつるか、血を吸った蚊からうつるか、唾をかけられたらうつるか、握手でうつるかなどの心配をされた。汗からHIVは検出され得るが、頻度が低く極めて少量であり、蚊が媒介する感染を含めて報告例はない。HIVキャリアから唾液をかけられたとして殺人未遂罪で告訴した事件が米国であったが、実際に唾液でうつるためには、25 mプール一杯ほどもかけなくてはならず、唾液でうつることはない。しかし、オーラルセックスは危険であるとされている。

　歯科の治療中の出血で感染するかもしれないということで、歯科医に対して、マスクをするとか、ゴム手袋をはめるとか、使用器具を患者ごとに取り換えるなどの教育がされてきたので、歯科治療中の感染例はない。1987年フロリダで1人の歯科医から彼の患者の中に多くのエイズ患者やHIVキャリアが見つかって大騒ぎになったことがあった。この時、患者やキャリアから分離されたHIVの塩基配列が歯科医のものと同一だったことから歯科医が感染源であると明らかになった。しかし、その真相は、歯科医がMSM（men who have sex with men、男性同性愛者）であり、自分の患者をMSMの相手としていたのが原因であることが判明した。

　エイズが話題になり始めたころ、HIVキャリアの母親の出産を拒否する産科が日本で相次いだが、次第に出血対策や帝王切開で産道感染が防げることがわかってきて、事態は改善されてきた。日本では、2014年5月の厚生労働省研究班（喜多恒和班長）のまとめによれば、妊婦のHIV感染が初めて確認された1984年以降2012年末までにHIV感染妊婦の報告は803人になり、150人が人工中絶を選んだが550人が生まれ、そのうち52人について母子感染が確認されている。妊娠中から抗HIV薬を服用することにより、さらに母子感染率が低下し、現在の日本では数年に1人か2人の母子感染しか見られなくなった。しかしサハラ以南のアフリカでは、まだ母子感染率は高い。

Ⅶ. 抗ウイルス薬

1. 発見と治療への希望

　1985年米国NIHのNCI（National Cancer Institute、国立がん研究所）にいた満屋裕明（現 国立国際医療研究センター 臨床研究センター長）が、アジドチミジン（AZT）の抗HIV活性を見いだした。米国FDA（Food and Drug Administration、食品医薬品局）が1987年3月20日、認可した。もともとは現在のグラ

28　　　第2章「HIV/AIDS」

クソ・スミスクライン（GSK）社の前身の会社が抗がん剤として1964年に合成したものである。現在は、ジドブジン（zidovudine：ZDV）と呼ばれ、商品名はレトロビル（Retrovir）である。ウイルス遺伝子の合成を抑えるもので、ヌクレオシド系逆転写酵素阻害薬に分類されている。AZTは抗HIV薬の最初の大きな一歩である。その後、プロテアーゼ阻害薬のサキナビル（saquinavir）をはじめとして多くの抗HIV薬が開発されてきており、その作用機序から、現在では抗HIV薬は五つのグループに分類されている（表2.3）。

　高名な米国NBA（National Basketball Association、米国プロバスケットボールリーグ）の選手マジック・ジョンソン Magic Johnson がHIVに感染したことを公表し、1991年11月7日に引退した。その後、この抗ウイルス薬を3種類混ぜた多剤併用療法（カクテル療法、highly active anti-retrovirus therapy：HAART）が普及して、その治療が功を奏してHIVが体内から消えたとされたマジック・ジョンソンは1996年1月にNBAに復帰さえした。多剤併用療法のおかげで、エイズはもはや死病ではなく、発症させず生涯付き合う病気になった。その象徴的な出来事がマジック・ジョンソンのNBA復帰であった。しかし、ジョンソンは同年5月14日に最終的に引退する。HIVキャリアへの差別に加え長いブランクで技術レベルが低下し、競技続行にマイナスに働いたものと思われる。

　エイズへの差別、ゲイへの差別については、1993年公開（日本では1994年公開）のアメリカ映画『フィラデルフィア』（原題 "Philadelphia"）がある。この作品では、エイズになった弁護士が自ら差別と戦う裁判がリアルに描かれている。この映画での出来事は、二人の弁護士ボワーズ Geoffrey Bowers とケイン Clarence Cain に起きた実話を基にしている。ボワーズは初期のエイズ差別のケースとして、1987年に Baker & McKenzie 法律事務所を訴えた。また、ケインは、Hyatt法律事務所で働いていたが、雇用者が彼のエイズ発症に気が付いて解雇され、1990年に同法律事務所を訴え、死亡する直前に勝訴した[*3]。

表2.3　認可されている抗HIV薬
（日本、2013年3月現在）

RTI	ヌクレオシド逆転写酵素阻害剤	7種類
NNRTI	非ヌクレオシド逆転写酵素阻害剤	4種類
PI	プロテアーゼ阻害剤	8種類
INI	インテグラーゼ阻害剤	1種類
R51	受容体阻害剤	1種類

Ⅶ．抗ウイルス薬　　29

抗 HIV 薬で HIV キャリアの CD4 リンパ球数は回復し、飲み続けてさえいれば減少を防げる。つまり、免疫能の低下は起こらず、日和見感染も起きない。低いレベルの HIV キャリアのまま、天寿を全うできるようになった。つまり、エイズは、もはや「死病」ではなくなった。

2. エイズ死亡者の減少

エイズで亡くなった著名人をまとめた（表 2.1）。1995 年以降に社会的なニュースになるような著名人の死亡がなくなるのは、先進国では抗 HIV 薬の多剤併用療法で治療が可能になったことの反映である。

3. 薬の高価さ

新たな抗ウイルス薬の開発も年々進んでいる。しかし、薬自身の価格には開発費などの回収分が含まれていることから極めて高価である。ただでさえ生活が苦しい途上国ではとても手が届かない。そこで、途上国が開発メーカーに対して特許料を払わないで安価に製造して供給することを考えるのは当然である。これに対して 2000 ～ 2001 年にかけて、相次いで製薬会社から途上国の製造に対する訴訟が起こされた。2000 年 5 月米国がブラジルを提訴、また、南アフリカで製薬会社 39 社が南アフリカ政府を提訴した。しかしそれらは、すべて 2001 年 6 月 25 日国連エイズ特別総会開催当日かそれまでに、製薬会社などが訴訟を取り下げて決着した。現在では途上国は廉価に抗ウイルス薬を作って使用できることになった。それでもまだエイズ患者は、途上国、特にサハラ以南のアフリカに圧倒的に多い。サハラ以南には両親がエイズで亡くなったエイズ孤児も多い。

4. 患者減少への期待

このように抗ウイルス薬の開発、改良が進み、患者が服用する薬の種類と量、1 日に服用する回数は年々減少してきている（図 2.10）。1 日 1 回 1 錠の治療への転換である。

この抗 HIV 薬の急速な開発改善と途上国における廉価生産と配布が可能になり、また、世界中が力を結集しエイズの排除に向かい始めたことにより、今後の

＊3 Margolick D : "LAW: AT THE BAR; A Lawyer with AIDS Wins a Legal Victory, and Gives His Employer Some Unwelcome Publicity". The New York Times, 1990

30　　　　第 2 章「HIV/AIDS」

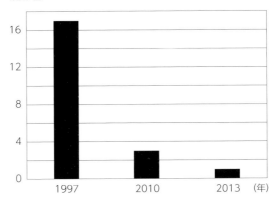

図 2.10 抗 HIV 薬の進歩－薬物動態の改善

エイズ患者、HIV キャリアの減少が予想されている。さらにアフリカなどでは、現在では積極的な感染防止策（生物医学的防止）も対策の効果を高めている。例えば、男性性器の包皮切除、他の STD を早く治す、感染が分かったら早期治療をして HIV の量を減らすなどである。そうすることにより他者への感染を防ぐことにつながる。

Ⅷ. 遺伝子型の分布

HIV-1 の大部分を占める M グループはさらに亜型（subtype）に分けられている。ウイルス遺伝子間の相同性が相互に 20％異なると subtype とされる。9 subtype があるが、A（10％）、B（12％）、C（50％）、D（2.5％）、F（＜1％）、G（6％）、H（＜1％）、J（＜1％）、K（＜1％）である。（かっこ内は分布率）。これ以外にそれぞれの subtype 間の組換え体が存在する。主なものが AG（5％）、AE（5％）である。組換え流行型（CRF）は現在 48 型もある。この中で subtype D は症状の進行が速く、また subtype C は感染性が高く（つまりウイルス量が多い）世界的に流行している。

亜型から見た HIV-1 の多様性はアフリカ中部で高く、このことからも HIV-1 のアフリカ中部起源を裏付けている。

この subtype は各地域で特徴的な分布をする。そのことから、流行・伝播の道筋が見える場合がある。例えば中米のキューバで流行している HIV-1 ウイルス

は、遠く離れたアフリカのアンゴラから伝わったものである。同じ社会主義国であるという理由でキューバがアンゴラを軍事的・経済的に支援をしたが、その際にウイルスがキューバに持ち込まれた。前述のコンゴ地域でのハイチ人の労働や、キューバのアンゴラ支援に見られるように、ウイルスの伝播は HIV の場合もまたヒトの大規模な移動が背景にある。

Ⅸ. 血液製剤——血友病患者の悲劇

1. ライアン・ホワイト

血友病患者のエイズ発生は、早くも 1982 年 7 月 16 日に、輸血や血液製剤によるものは、12 月 10 日に CDC の MMWR で報告されている[4]。

薬害エイズが米国で広く話題にされ、認識されたのには、ライアン・ホワイト Ryan White (1971 ～ 1990 年) の存在が大きい。彼は血友病患者であり、血液凝固製剤によるエイズを 1984 年に発症した。1990 年の彼の葬儀には、臨終にも立ち会ったエルトン・ジョン Elton John が葬儀の司会をし、当時の大統領夫人のバーバラ・ブッシュ Barbara Bush をはじめ多数が参列した。彼の死後、Ryan White Care Act (エイズ患者を援助するための資金に関する法) が施行された。また、エルトン・ジョンはホワイトの追悼曲として『ザ・ラスト・ソング』を作曲し、「エルトン・ジョン・エイズ財団」を設立した。マイケル・ジャクソン Michael Jackson は『ゴーン・トゥー・スーン』を発表し、1992 年に出版した自著『ダンシング・ザ・ドリーム』(湯川れい子訳) に「ライアン・ホワイト」という詩を残している。ホワイトの手記に、『エイズと闘った少年の記録』(ライアン・ホワイト、アン・マリー・カニンガム著、加藤耕一訳) がある。

2. 日本の血液事業の特殊性

日本では当時、血液製剤、特に血漿製剤事業には不幸な状況が存在していた。1975 年 WHO は、非営利で国が行う輸血サービスは無償のボランティアからの献血が望ましいと決議した。そしてその頃には、血漿の需要が増し、血漿の確保が血液事業の中心になってきていた。しかし、日本国内の献血量ではとても血漿製剤の需要に追い付かず、営利企業が主導権を握る米国企業が世界の血液製剤市場を独占するようになっていた。

---

[4] 宮田一雄：『世界はエイズとどう闘ってきたのか－危機の 20 年を歩く』ポット出版、2013

日本の血液事業は日本赤十字社がほぼ独占的に行っていたが、血液製剤を作る技術がアルブミン製剤以外にはほとんどなかった。一方、ミドリ十字などの民間企業には製剤をつくる技術はあるが、原料である肝心の血液がなかった。そのため、血友病治療のための血液製剤の95％は輸入に頼っていた。当然、その輸入先は世界の中での製剤量を独占的に保有する米国からである。その米国にエイズが広がり始めていた。血液凝固因子は、血液中の存在量が少なく1人分の献血分では製剤になりえない。したがって、多人数分の血液をプール（一つにまとめること）して作る。米国では売血の2,000～2万人分をプールしていた。その中の1人でもHIVキャリアがいれば、プールした製剤の中にHIVが入ることになる。日本では米国製の血液製剤を1979年から輸入開始している[*5]。

　血液事業は、最大限の安全性確保と、同時に安定供給を目指すものである。薬害エイズについては、安全性の確保より安定供給を優先してしまったことが根本的な原因である。

3. エイズ研究班

　「エイズの実態把握に関する研究班」（略称「エイズ研究班」）は厚生省（現在の厚生労働省）薬務局生物製剤課の郡司篤晃課長主導で発足した（1983年6月13日）。この発足は、血液製剤によるエイズ症例の報告（1982年12月10日）、CDCのドン・フランシス博士が米血液銀行業界との会合で血液対策を要請（1983年1月4日）やエイズウイルスの発見（1983年5月20日）から見て、遅くはなく、むしろ迅速であった。

　エイズ研究班の第1回会議で郡司課長は、「非加熱製剤を使用しないほうが良いと思う。代案として国内のクリオ製剤か、米国で認可されている加熱製剤はどうか」と述べている。加熱によりHIVは不活化できる。

　安部 英（帝京大学）、塩川優一（順天堂大学）も彼と同じ「生きたHIVを含まない製剤で」という方向に向いていた。しかし第2回会議から逆方向を向いた。

　厚生省内にどのような動きがあったのかは、外部からはわからない。憶測されたのは、厚生省の歴代事務次官が、3人も就職しているミドリ十字との関連性である。ミドリ十字は非加熱製剤供給の最大手であった。

　残念なのは、1983年8月19日の第3回の研究班会議で、帝京大学で死亡した

---

*5　内田立身：『真実を直視する——薬害エイズ訴訟の証人医師として』悠飛社、2006

Ⅸ. 血液製剤—血友病患者の悲劇　　33

男性血友病患者のエイズ症例認定を見送ったことである。

4. 郡司課長の弁明

当時、厚生省生物製剤課長であった郡司篤晃（1937～2015年）は、その後東京大学教授を経て、聖学院大学の教授になった。彼は2006年10月13日自由学園 明日館で「HIV問題から何を学ぶべきか」と題する講演を行った。私は、本人の口から直接真相が聞ける貴重な機会だと思い参加した。驚いたことに、彼は「私の方がエイズ事件の被害者である」と言った。彼の言い分は当時、課長として最善の判断をして政策を行ってきた。それなのに患者および患者支援団体が私を悪者扱いして、東大の最終講義では、「人殺し」とか、「悪魔」という言葉を投げつけられた、というものであった。講演後、「もし、先生が担当課長としてもっとよい対応をしていれば、これほど多くの薬害エイズ患者を出さないで済んだのではないでしょうか？」そう私が問うと、クリスチャンである彼は「裁判官も同じ質問をしてきた。私は、神様がそうおっしゃるのでしたら、人間は罪深い者と認めるが、人から聞かれた場合には、私にはまったく罪はない。この私の発言を、裁判官はよく理解できなかったようです」。彼が薬害エイズに関して、積極的に発言し、裁判にも協力的であったのは、自分はできる限りのことはやったという自負心があったからであろう。それでも、彼の危機感はかき消されて、国は有効な対策をとりえなかった。裁判では、彼は不起訴であった。

担当課長の危機感だけでは動かせなかったというのであれば、どうすれば国民のため、患者のための行政になるのだろうか？

彼の話の中で残念だったのは、研究班のメンバーの中にウイルス学の専門家がいなかったことである。わずかに輸血学者として有名でHBV（オーストラリア抗原と呼ばれたこともある）の検出を行っていた大河内一雄（九州大学）のみであり、輸血が主題の研究班であったように感じられた。

5. なぜ回収が遅れたのか？

1984年7月16日から郡司の後を引き継いだのが松村明仁課長である（1986年6月29日まで在任）。

1984年11月鳥取大学の栗村敬が血友病患者27人中6人がHIVに感染し、一方非加熱製剤未使用者110人は非感染であったと発表した。つまり、血友病患者のエイズは完全に非加熱製剤が原因と言えた。

34　　　第2章「HIV/AIDS」

同時期の 1985 年 8 月、ワインに有毒の不凍液ポリエチレングリコールが混入
しているかもしれないということがわかり、すぐに全品回収命令を厚生省が出し
た。さらに新聞広告を出し、酒屋の店頭などから該当するワインを回収した。に
もかかわらず輸入非加熱血液製剤の回収については、ついに指示されなかった。

　その後に起きた薬害エイズ裁判において問われたのは不作為、つまり、やれた
はずなのにやろうとしなかった、ということであった。

6. 失われた 2 年

　1985 年 3 月 22 日、厚生省は米国在住の男性同性愛者をエイズと認定した。そ
して、1985 年 5 月 30 日になって、1983 年の第 3 回エイズ研究会で認定を見送っ
ていた血友病患者をエイズと認定した。

　また、1985 年 7 月 1 日に、血友病の治療薬である加熱第 8 凝固因子の製剤承
認を行った。これが、1983 年の第 1 回エイズ研究会の時点で、治験なしででも
使用すると決定していれば、多くの血友病患者がエイズとか HIV キャリアにな
らないで済んだと思われている。1983 年から 1985 年は、文字通り失われた 2 年
間である。この 2 年間で血友病患者の中で HIV キャリアとエイズ患者は急増し
ている。

　エイズが広がり始めたころ、その国の HIV キャリアとエイズ患者の大半が血
友病患者であったような例は海外にはない。当時の日本における血友病 5,000 人
のうち、1,435 人が血液製剤で HIV に感染し、そのうち 572 人がエイズで死亡し
ている（厚生労働省エイズ動向委員会　平成 17 年報告）。

　この患者と製剤の二つの認定に象徴される 2 年間の停滞が惜しまれる。これこ
そが、「不作為」である。

7. 薬害エイズ訴訟

　松村課長は、患者 2 人について業務上過失致死罪に問われた。その内 1 人の
1986 年 4 月に投与された患者について、2001 年 9 月 28 日東京地裁は有罪判決を
出し、2008 年 3 月 3 日最高裁判所で、有罪が確定した。なお、当時の薬務局長
や事務次官は不起訴になっている。

　薬害エイズに関しては三つの訴訟があり、松村課長の件は「厚生省ルート」と
呼ばれている。

　帝京大学の血友病患者の治療についての訴訟である「帝京大ルート」で被告と

IX．血液製剤―血友病患者の悲劇　　35

なった安部英は二審中の 2005 年 4 月 25 日に死亡している。その直前の 4 月 14 日 東京高等裁判所が「無罪とすべき明らかな場合に当たらない」と異例の所見を出している。非加熱製剤の販売についての訴訟である「ミドリ十字ルート」であるミドリ十字の三人の元社長は、2002 年 2 月 24 日一審で有罪判決、二審中に死亡した川野武彦を除き、松下廉蔵、須山忠和の二人は 2005 年 6 月 27 日最高裁で有罪が確定した。

　帝京大ルートで二審（2003 年 1 月 21 日）の検察側証人に立った内田立身（1985 年当時、福島県立医科大学）は、1985 年 4 月、血友病エイズ患者の解剖結果から、血液製剤によるエイズを直感し、福島県立医科大学関連病院ではただちに血友病の治療は加熱製剤に切り替えた例を証言した。後に内田は「福島医大でのエイズ第 1 号患者のことを中央のマスコミが大々的に報道していれば、あるいは薬害エイズの犠牲者が最小限に食い止められたかもしれない」と書いている[*4]。

8. 和解

　1989 年 5 月 8 日東京 HIV 訴訟提訴、続いて 1989 年 10 月 27 日大阪 HIV 訴訟提訴と訴訟の過程で、何人かの血友病の HIV キャリアやエイズ患者が、勇気を出して実名を公表した。しかし、赤瀬範保は 1991 年 6 月 17 日に、平田豊は 1994 年 5 月 29 日に死亡している。1995 年 3 月 6 日、川田龍平は実名公表し多剤併用療法で健康状態を維持しながら、後に参議院議員になり公衆衛生に関して積極的に発言している。

　1996 年 2 月 16 日、菅直人厚生相が東京、大阪の HIV 訴訟原告に対して国の責任を認めて謝罪、直後の 1996 年 3 月 29 日、東京、大阪の HIV 訴訟の和解が成立した。最後の和解成立は 2011 年 5 月 16 日であった。ここまでには提訴開始以来 22 年と長い年月がかかっている。

9. フランスとカナダ

　非加熱製剤による HIV 感染の薬害被害は世界的に起こったが、その中でも重大な結果になったのがフランスで、日本と同様に刑事責任を追及されることになった。

　フランスでは感染血液事件（l'affaire du Sang contaminé）と呼ばれ、その影響は日本以上に広範囲に及んだ。血友病患者の約 45% が HIV に感染し、それだけではなく、血友病患者以外の輸血などによる感染者数も 4,000 人から 5,000 人と

見積もられている[*6]。

カナダでは受刑者から集めた血液による感染が問題になったが、刑事事件に発展することはなかった。

10. 誓いの碑

薬害エイズの反省として、1999年8月24日、厚生労働省の玄関脇の庭に「誓いの碑」が建立された（図2.11）。この誓いが守られていくことを期待したい。

また、メーカー側にも反省はあった。薬害エイズ訴訟が決着してからであるが、ミドリ十字の事業を引き継いだ三菱ウェルファーマ株式会社（現在の田辺三菱製薬）に設置されたHIV事件社内調査委員会が「HIV事件に対する最終報告書」（2007年7月9日）の第2編で再発防止の提言をしている。

X. ワクチン開発の困難さ——ウイルス変異の速さ

HIVにおいては、ウイルス遺伝子の変異率が高くワクチンの開発が困難を極めている。

なぜHIVは変異率が高いのか？ 我々ヒトの遺伝子であるDNAを複製する際には、DNA複製酵素が働き、複製の際に生じた間違いを修正する機能（いわば校正機能）が付随しているが、HIVの逆転写酵素には間違いを修正する機能がないからである。

仮に1株のHIVウイルスからワクチンの製造に成功したとしても、流行ウル

[*6] 北村和生：フランス行政賠償責任におけるHIV感染血液訴訟行政判例に対する影響を中心に、立命館法学、1997年1号（通算251号）1ページ

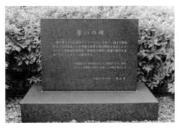

誓 い の 碑
命の尊さを心に刻みサリドマイド、スモン、HIV感染のような医薬品による悲惨な被害を再び発生させることのないよう医薬品の安全性・有効性の確保に最善の努力を重ねていくことをここに銘記する

千数百名もの感染者を出した「薬害エイズ」事件
このような事件の発生を反省しこの碑を建立した

平成11年8月　　厚生省

図2.11 「誓いの碑」
（出典 厚生労働省：誓いの碑　http://www.mhlw.go.jp/seisakunitsuite/bunya/kenkou_iryou/iyakuhin/chikainohi/）

スの種類は多く、また、どんどん変異していくし、さらに、感染した1人の体内においてさえも感染初期と時間の経った後期とでは、ウイルスが変異してしまっており、ワクチンの効果は期待できない。

　HIVキャリアの中には、極めて少数例であるが感染後通常ならばCD4リンパ球が減少して日和見感染が起きても不思議でない時期に来ても、CD4リンパ球が減少せず、日和見感染も起きなくて健康状態に変化がないキャリアが見つかることがある。そこで、そのキャリアの免疫能力が特殊かもしれないと考えられ、この特殊性の実態が解明されればHIVやエイズの免疫療法の可能性があると期待されて、研究が進められている（表2.4）。

　20世紀の前半以前にこのHIVがヒトに入っていたとしたらどうなっていたかを考えるのは、たいへん恐ろしいことである。14世紀のペストの再現になったであろう。人口の1/3かそれ以上が亡くなったかもしれない。免疫機能も働かず、当然のことながらワクチンもなく、抗ウイルス薬もない。国立感染症研究所の中でエイズが話題になったとき、興味深い意見を聞いた。「たしかに今は、エイズの死亡率は極めて高いでしょう。しかし、この状態はウイルスにとっては賢い状態ではない。つまり、自分が寄生した宿主が死ねば自分自身も死ぬことになる。遠からず宿主と共存という道を選ぶに違いない。100年、200年もすれば、次第にウイルスの病原性が低下して行き、その結果死亡率が下がっていくだろう」。

　100年後、200年後は大したことがなくなりそうだという楽観論ではなく、次第に病原性が低下していくという現象を経験的に述べている。多くのヒトを感染により死亡させてきた天然痘や麻疹も、新興感染症としてヒトに入った頃は、もっと病原性が高くて、死亡率が高かったと推測されている。ヒトの間で流行を繰り返している間にヒトへの適応（弱毒化）が進んできた。現在、死亡率が

表2.4　免疫が低下しない特殊なHIV感染者

区分	生存年数	HIV保有	AIDS症状	存在比率など
エリートHIV患者	15年以上	有	無	AIDS患者の1/300
長期非進行患者		有	無	この一部がエリート患者 違いは血中のウイルス量
AIDS患者	2年未満で死亡	有	有	

(Huang B., Huffaker TC: Dynamic microtubules are essential for efficient chromosome capture and biorientation in S. cerevisiae, JCB, 175: 17, 2006 を基に作成)

50%を越えているエボラ出血熱やラッサ熱なども、もし、ヒトの間で定期的な流行という形態になれば次第に弱毒化が進んで、死亡率は下がると推測されている。つまり、死亡率が極めて高い感染症は、その病原体がヒトに入ったのが歴史的な時間から見て極めて新しいということを意味している。一方で、SIVのサル継代感染実験で、病原性増強の報告がある。

XI. 対策の難しさ

1. 日本ではHIVキャリアは増え、エイズ患者は減っていない

多剤併用療法が普及して世界的にはエイズ患者は減少している。特に先進国では顕著である。先進国の中で日本においては、絶対数は少ないとはいえ、HIVキャリアが増加しエイズ患者は横ばいで減っていない（図2.12）。14歳男性の例など、HIVキャリアが若年層へ拡大している問題も出てきている。

現在の日本の新規HIVキャリアはMSMがほぼ85％を占めている（図2.13）。これは、MSMのキャリアが実数として増えたというよりも、MSMのグループは啓発や検査情報のアクセスに熱心なので検出率が高いのであろうと説明されている。

発見当初から、エイズの発生は男性同性愛者で顕著であったけれども、エイズ

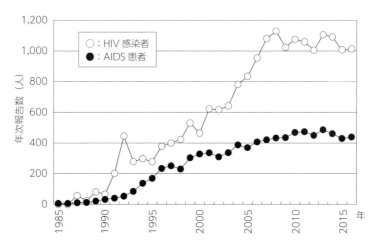

図2.12　日本国内の新規HIV感染者および新規エイズ患者報告数の年次推移
（出典　厚生労働省エイズ動向委員会：平成28（2016）年エイズ発生動向年報）

がSTDであることを考えると男女同数ではなく、なぜ男性に多いのであろうか？　このことはエイズの発生当初から疑問にされていたが、(1) 女性の膣壁よりも直腸の粘膜の方が薄く傷つきやすく、したがって感染しやすいから、また、(2) 例えば、日本では避妊の8割がコンドームであるのに対して、MSMではコンドームを使わないからであるとされている。日本国籍で見た場合、HIVキャリアもエイズ患者も95%が男性である。

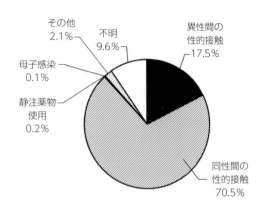

図2.13　2013年に報告された新規HIV感染者の感染経路別内訳
(出典　厚生労働省エイズ動向委員会：平成25 (2013) 年エイズ発生動向)

　日本で、HIVキャリア・エイズ患者が増えているが、「いきなりエイズ」という問題がある。この言葉は、従来HIVキャリアとしてまず発見されて、その後肺炎などの日和見感染でエイズを発症したというのが通常の経過であったが、HIVキャリアとして発見されたのが最初ではなく、いきなりエイズ患者として発見される症例を言う。本人にまったく自覚がなかったのか、あっても重大視せずに放置していたのかはわからないが、HIV感染からエイズ発症までの間にHIV感染を広げていたことになる。2013年度の報告で、「いきなりエイズ」が484人とHIVキャリア・エイズ患者の新規報告1,590人中30.4%に上った。HIVキャリアの早期発見が十分でないことが問題であると考えられる。それでも世界の中で比較すると日本はHIVキャリア・エイズ患者の率が極めて低い。1985〜2016年の累積報告数は、HIVキャリア18,920人、エイズ患者8,523人である。

　今後の日本の対策として望まれることは、学会・医師会・厚生労働省・政治家がエイズを減らしなくそうという明確な目的意識を共有することであると思われる。人手も要るし、お金もかかるし、ましてHIVキャリアやエイズ患者にはプライバシーの問題もある。したがって、HIV排除・エイズ根絶への明確な哲学と目標意識がない限り排除・根絶はできないだろう。

2. 賢いウイルス —— HIV対策の難しさ

　ウイルスは細胞内に寄生する、つまり、生きた生物に感染する以外に、子孫を作り出すことができない。感染する相手は、細菌、植物、動物と何でもよいが、相手としては、多少の種の幅はあるけれども決まっている。動物、特にヒトについて言えば、人の生命活動に必須の手段やルートを自分の感染ルートとして使うことが多い。その方が、効率よく間違いなく感染できるからである。重要なルートとは何か？　呼吸、飲食、生殖活動（性活動）である。風邪、インフルエンザ、麻疹、風疹などは呼吸の際に感染する。ポリオ、ノロ、コレラ、赤痢などは飲食の際に感染する。エイズ、梅毒、パピローマウイルス、クラミジアなどは、性行為で感染する。

　ヒトの生命活動に必須なルートを利用する点で、ウイルスは極めて賢い。逆にヒトの側に立てば極めて厄介である。ヒトにとって、生命活動の維持の緊急性からいえば、呼吸＞飲食＞生殖の順であろう。しかし、たとえ順位は3番目であっても、性活動のコントロールは極めて難しい。HIV対策の問題点、困難さはここに在る。

XII. エイズの研究、対策組織、法律

　エイズが世界を揺るがす感染症だったので、世界的にも多くの組織が研究・治療・対策に取り組み、法律を作り、研究治療施設を作った。

1. 世界的には

・1985年3月22日　第1回国際エイズ会議（アトランタ）開催。以後、毎年開催。
・1988年12月1日　第1回国際エイズデー。12月1日をエイズデーと定めた。
・1996年1月　UNAIDS（国連エイズ計画）発足。UNAIDSのシンボルマークとしてレッドリボンが使われている（図2.14）。
・2001年6月25日　国連エイズ特別総会開幕。
・2002年1月エイズ・結核・マラリア対策基金（GFATM：The Global Fund to Fight AIDS, Tuberculosis and Malaria）発足。現在、

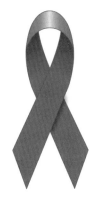

図2.14　UNAIDS シンボルマーク
（色は赤。カバー袖を参照）

この3疾患を世界の三大感染症という。2000年7月21～23日に沖縄で開催された G8 九州・沖縄サミットで史上初めて感染症対策が重要議題の一つに取り上げられ、ジュネーブに基金が設立された。したがって、この基金設立には日本の貢献が大きい。

エイズ対策のシンボルとしてのレッドリボンは、元々はヨーロッパの古くからの風習で、亡くなった人々への追悼の気持ちをあらわすものである。1980年代後半ニューヨークで、エイズで死んでいく演劇や音楽などのアーティストたちが増えていた。仲間たちへの追悼の気持ちとエイズに対する理解と支援の活動として、レッドリボンをシンボルにした運動が始まり、後に世界へ広がった（図2.14）。

一方、同じデザインで色が黄色のイエローリボンがある。これは、愛する人、特に戦争に送られた兵士達に対して、帰りを待ちわびているという思いを表すシンボルとして使われている。

2. 日本では
・1983年6月13日厚生省エイズの実態把握に関する研究班（通称：エイズ研究班）発足→1984年9月4日エイズ調査検討委員会に改組→1986年12月19日エイズサーベイランス委員会に改組→1997年11月1日エイズ動向委員会に改組。
・1985年10月 都立駒込病院にエイズ専門外来開設。
・1988年4月 国立予防衛生研究所（現 国立感染症研究所）にエイズ研究センター、国立病院医療センター（現 国立国際医療研究センター）にエイズ医療情報センター（後のエイズ治療・研究開発センター）設置。
・1988年12月23日 エイズ予防法成立→1998年9月25日エイズ予防法を吸収した感染症新法成立。
・1997年12月23日 第1回日本エイズ研究会（後、日本エイズ学会に発展）（京都）開催。

他にも厚生労働省研究班がインターネット上で提供する「HIV 検査相談マップ」がある（www.hivkensa.com）。

ⅩⅢ. いろいろな社会問題、悲劇

冒頭に挙げたタイの女性の悲劇は典型例である。欧米より遅れて始まったタイ

のエイズ流行は瞬く間に広がった。危機感を抱いたタイの保健相は自らコンドームの使用を呼びかけ、コンドームを配り「ミスター・コンドーム」というニックネームさえついた。タイ政府が売春婦にコンドームの使用普及を徹底していた頃、タイのウイルス感染症のコンサルタントをしていた大谷明（元 国立感染症研究所長）からいくつかのエピソードを聞いた。(1) 研修では指にコンドームをはめさせて使用法を教えていた。その結果、指にはめさえすれば感染を防げるおまじないのようなものと信じて指にはめて使っていた。(2) 貴重品なのでリサイクルして使用していた。洗った後裏返して使用。また、これの繰り返し。(3) お客が使うのを嫌がる場合が多く、やむなく使用しなかった、など、予防は簡単ではないことを教えてくれる。しかし、今ではタイは、エイズ対策がうまくいった国の一つで、コンドーム使用率を上げてから他の STD とともに HIV キャリアは激減した。現在は対策が遅れた MSM と、リスク認知がなくコンドーム以外の避妊法をとっている一般主婦での予防が課題となっている。タイでは GPOVir という国による安い治療薬の提供が大きい。

　ルーマニアには「チャウシェスクの落し子」と呼ばれる悲劇があった。当時の独裁者チャウシェスク Nicolae Ceauşescu（大統領在任 1974 ～ 1989 年）は「国力の基は人口である」という信念から、避妊と離婚を原則禁止した。その結果、育児放棄によって孤児院に引き取られる子供が増えるという問題が生じた。これらの子供は十分な栄養も与えられず病気がちとなり、強引な病気治療のひとつとして大人の血液の輸血や栄養剤の注射が注射針の交換もなく頻回に行われ、HIV に感染する子供が急増した。これらの子の一部はストリートチルドレンになった。生活のために西ヨーロッパからの人を相手に売春行為を行い、これが当時ヨーロッパ地域の HIV キャリア・エイズ患者の増加の一原因と見なされている。現在では、ヨーロッパの流行も多くは MSM で、ついで流行地からの移民、そして、東や中央のヨーロッパでは薬物使用者である。

XⅢ. いろいろな社会問題、悲劇

第3章 「ハンセン病」
──苦難の歴史を背負って

I.『いのちの初夜』

　私は大学院時代に北條民雄（1914 ～ 1937 年）の『いのちの初夜』（創元社、1936）を読んだことがある。「初夜」と言えば新婚第 1 夜のことかと思う。「いのちの初夜」と言えば、新生児の第 1 夜かと思う。しかし、この本は私の予想を裏切る重い、恐ろしい本であった。

　19 歳で発病しハンセン病の施設（東京都東村山市の多磨全生園）に入所した北條民雄の経験を基にした作品である。喉頭癩が原因でのどに開けた穴から呼吸している患者のかすれた声と吐息を聞きながら、先輩患者の佐柄木は新入り患者の尾田（北條民雄がモデル）に語りかける。

　「ね尾田さん。あの人達は、もう人間じゃないんですよ。」（中略）「人間ではありませんよ。生命です。生命そのもの、いのちそのものなんです。（中略）あの人達の『人間』はもう死んで滅びてしまったんです。ただ、生命だけが、ぴくぴくと生きているんです。（中略）誰でも癩になった刹那に、その人間は滅びるのです。死ぬのです。社会的人間として滅びるだけではありません。そんな浅はかな滅び方では決してないのです。廃兵ではなく、廃人なんです。けれど、尾田さん、ぼくらは不死鳥です。」

　北條民雄は仮名であり、本名は明かされていなかった。川端康成が高く評価して文壇に出た。この作品は第 2 回文学界賞（1936 年）を獲得している。しかし、間もなく彼は結核で若死にする。

　治療法もなく、社会から隔離され、忌み嫌われて生きなければならなかった患者の心を思いやるときに、自分ならば果たして耐えられるのだろうかと考えながら読んだ。ハンセン病と聞くたびに、いつもまずこの作品を思い出す。

　2014 年、北條民雄の本名が明らかにされた。七條晃司といい出身地（徳島県阿南市下大野町）である阿南市が親族に 20 年間説得し続け、生誕 100 年にあたる 2014 年 6 月に了解が得られて、没後 77 年にして本名が公開された。2016 年の朝日新聞の調査によれば、国立ハンセン病療養所の入所者で現在も仮名である人が全入所者の 38％に上ることがわかった。1996 年らい予防法が廃止された後

でさえも、今なお家族や故郷から分断され、尊厳の回復が困難な実態が浮かぶ。北條の親族は、「北條の作品は海を越え、時代を越えて、多くの人を励ましてくれたと感じた。誇りだと思っている。北條の本名が出ることで、勇気づけられる人がほかにもいるとおもう。時代と社会に消されてしまった存在を取り戻すようだ。北條の『條』は、七條家の一員でありたいという気持ちがあったのだろう」と語っている。

Ⅱ．いつごろからあったか？

　インド北西部のウダイプールで1997年に発見された紀元前2000年の中年男性の人骨があった。その鼻の骨にハンセン病の特徴があるという報告が2009年に出た（図3.1）。また同じ2009年に、エルサレム周辺で上流階級の封印された墓の中に埋葬布に包まれた男性の遺体が見つかった。遺体のDNA検査によりハンセン病を患っていたことが判明した。毛髪の放射性炭素年代測定により、紀元1〜50年であることが判明した。男性の骨から抽出したDNAには結核の痕跡も認められた。おそらく墓の封印はハンセン病や結核の感染拡大を予防する措置であったとみられる。ハンセン病患者は結核死が多い。これは、ハンセン病のDNAが確認された最古の症例である。（Matheson CD *et al*.: PLoS ONE, 4: e8319, 2009）。確実な記録や証拠はないが、もちろんこれ以前から存在していたと思われる。Wilsonが記載した紀元前3000年のバビロニアのオーメン文書（Old

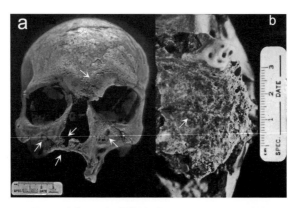

図3.1　古代インドの頭蓋骨に見られたハンセン病の痕跡
（出典　Robbins G, *et al*.: Ancient Skeletal Evidence for Leprosy in India (2000 B.C.). PloSONE, 4: e5669, 2009）

Babylonian Omen Texts）の「不治の皮膚病」や、Oppennheim が記載した紀元前 2800 ～ 2400 年のメソポタミア、バビロニアの皮膚病の記載はその可能性が高い。

インドのマガタ国の記録に、大風子（イイギリ科のダイフウシノキ。Chaulmoogra, *Hydnocarpus wightiana*）いう木の実から採れる大風子油をハンセン病の薬にしていたという記述がある。もちろん当時はハンセン病ではなく、別の名称がついていた。

考古学的には、ヌビアのコプト人のミイラ（紀元前 600 年）2 体にハンセン病の存在が確認されている。

2005 年のらい菌の分子疫学的解析で、遺伝子で区別できる四つのグループとその地理的分布が判明。西アフリカ、東アフリカ、ヨーロッパ、アジア（インド＋中国）の 4 グループである（図 3.2）。その解析でわかったことは、

(1) 東アフリカ（＋近東）とアジア（インド＋中国）の 2 か所で別々に発生した可能性が高い。
(2) インドの菌はヨーロッパに移動していない。したがって、従来言われていたアレキサンダー大王のインド遠征（紀元前 327 ～ 326 年）でヨーロッパにもたらされたという説は否定される。
(3) 東アフリカ（＋中東）からヨーロッパ、北アフリカへ伝播。
(4) その後、ヨーロッパ＋北アフリカから西アフリカへ伝播。これは、探検家、

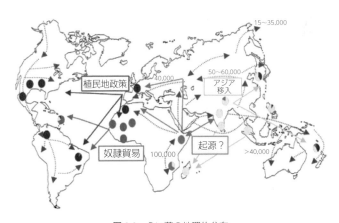

図 3.2 らい菌の地理的分布
（出典 Monot M, *et al.*: On the Origin of Leprosy. Science, 308: 1040-1042, 2005）

Ⅱ．いつごろからあったか？　47

貿易商、入植者による。

(5) さらに西アフリカからカリブ海やブラジルへ。これは、18世紀の奴隷貿易による。

(6) また、別ルートとしてヨーロッパ＋北アフリカから南北アメリカへ。これは、18～19世紀の入植と移民による。

(7) インド＋中国から日本や太平洋、インド洋地域へ。

このように、ハンセン病についても、ヒトの他の感染症と同じようにヒトの移動によって拡散・伝播していることがわかる。

日本へ伝播したのは、6世紀頃、朝鮮半島から渡来した患者がらい菌を持ち込んだと考えられている。つまり輸入感染症であった。

Ⅲ. 日本での名称の変遷

1. 白癩（びゃくらい・しらはたけ）

『日本書紀』（720年）、『令義解』（833年。大宝令と養老令の公式注釈書）には、ともに「白癩」という言葉があり、これがハンセン病であろうと考えられている。その根拠として『令義解』に書かれている「悪疾いわゆる白癩、この病、五臓を食らう虫有り。或いは眉睫堕落、或いは鼻柱崩壊、或いは語声嘶変、或いは支節解落なり、また能く傍人に注染す。故に人との同床不可なり」という症状による。そして「この病、五臓を食らう虫有り」の記述箇所が、現在のところ世界最古のハンセン病感染症説とされている。

2. 「癩」、「癩病」

鎌倉時代から使われているが、これは「病垂れ」のある漢字から推測されるように、中国から入った漢語である。

3. かったい（かたい）

もともとは、やまとことばで、乞食を意味する言葉であった。江戸時代から使われた。木更津市の俵ケ谷遺跡と茅ケ崎市の臼久保遺跡から出土した江戸時代の人骨のうち、ハンセン病変らしい痕跡がある鼻腔などの骨を採取し、2体からハンセン病菌のDNAが検出された（産経新聞2012年6月23日）。

1986年タイのバンコクの道路で物乞いするハンセン病患者を見かけたことがある。私は初見であり、皮膚病患者としかわからなかったが、同行の村田良介

（元 国立感染症研究所長。細菌学者）が教えてくれた。

4．レプラ

　昭和時代には、ドイツ語またはラテン語である lepra レプラという言葉も使用された。この語は日本癩学会が発行する機関誌名にも採用された。ローマ時代の生理学者ガレノス Claudius Galenus（129～200年？）が、ハンセン病を「象皮病」と称し、「象皮病」の病型の一つである皮疹をレプラと呼んだことから、レプラはハンセン病の呼称として定着していった（フィラリアが原因である皮膚病の「象皮病」とは異なる）。

5．ハンセン病（Hansen's disease）

　1873年にノルウェーのハンセン Gerhard Henrik Armauer Hansen（1841～1912年）（図3.3）がらい菌を発見したことにより、「Hansen's disease」（HD）という名称が使われるようになった。1952年にアメリカ医師会が「leprosy」を「Hansen's disease」に変更し、この新名称が普及していった。

　1953年「全国国立癩療養所患者協議会」（全患協）は「全国国立ハンゼン氏病療養所患者協議会」に改称した。ハンゼンと書くのは、ドイツ語の影響である。厚生省は「癩」を平仮名の「らい」に、日本癩学会も「日本らい学会」に変えた。1959年に全患協は英語読みの「ハンセン氏病」に、さらに1983年

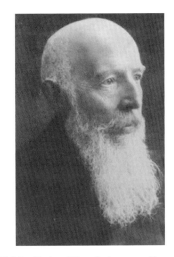

図3.3　Gerhard Henrik Armauer Hansen
（出典　国立感染症研究所：「ハンセン病を学びたい方へ」
https://www.niid.go.jp/niid/ja/leprosy-m/1841-lrc/1038-leprosy.html）

に「ハンセン病」へと改称。1996年のらい予防法廃止後は、「ハンセン病」が正式な用語となり、「日本らい学会」も「日本ハンセン病学会」に改称した。

　東洋医学では、従来、「大風」（麻風）や「癘風（れいふう）」と呼んでいたが、ハンセンの漢字表記である「漢生」から「漢生病」と呼ぶようになった。2008年には台湾でも名称を「漢生病」にした。

Ⅲ．日本での名称の変遷

Ⅳ．病原体と病変

抗酸菌の一種であるらい菌（*Mycobacterium leprae*）が病原体である（図 3.4、図 3.5）。塩酸酸性アルコールによる脱色素剤に抵抗性を示すことから抗酸菌という。*Mycobacterium* は、培養可能な結核菌 *Mycobaterium tuberculosis* などのグループと培養不可能ならい菌のグループとに分かれている。つまり分類上らい菌と結核菌は極めて近い仲間である。この近縁性を利用して結核用のワクチンである BCG がハンセン病のワクチンとしても幼少時の接種では有効であることが流行地での研究でわかっている。

この菌が皮膚のマクロファージ内寄生および末梢神経のシュワン細胞内寄生によって引き起こす感染症である。皮膚病変の一例を図に示す（図 3.6）。ハンセン病の白い皮膚病変は、針先などの刺激に対して痛みを感じないことで、他の皮膚病と鑑別をされる。

経鼻・経気道感染がらい菌の主な経路であるが、発症率は非常に低く、治療にあたっている医師や、看護師などからの患者発生はない。その古い例外と考えられているのが、未だ医学的な進展のない時代であった 19 世紀にハワイで患者の介護にあたったダミアン神父 Father Damien（1840 ～ 1889 年）である。死後、カトリック教会の聖人に挙げられ、記念日は 5 月 10 日である（図 3.7）。ハンセン病の分類（Ridley-Jopling Classification）を行ったジョップリング William Jopling（1911 ～ 1997 年）の考えは次の通りである。

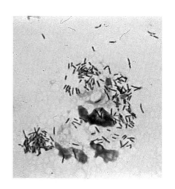

図 3.4　らい菌
棒状のもの、皮膚スメア検査、1000 倍拡大
（出典　国立感染症研究所：「ハンセン病　一般の方向け」https://www.niid.go.jp/niid/ja/leprosy-m/1841-lrc/1693-general.html）

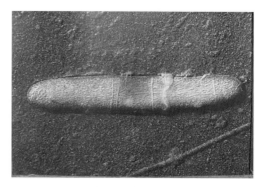

図 3.5　らい菌の電子顕微鏡写真（10 万倍）
（出典　国立感染症研究所：「ハンセン病を学びたい方へ」https://www.niid.go.jp/niid/ja/leprosy-m/1841-lrc/1038-leprosy.html）

「ダミアン神父が感染したのはモロカイ島で毎日患者に接したからであるが、それだけが原因ではない。ハンセン病への暴露が濃厚であったからハンセン病を発病したのでない。暴露が軽度であっても発病したでしょう。というのは神父はハンセン病を発病しやすい、成人の5％に入っていたからです」。ジョップリングは夫婦感染例を調査し「5％が感染しやすい」としている。

この5％の感染性の説明として、現在では宿主側の免疫応答遺伝子およびパーキンソン病関連遺伝子との関連性があることが明らかになっている。

和泉眞蔵によれば、インドネシアの濃厚流行地での抗体陽性率（つまり感染率）は30％と高いが、実際の発症率は低く、ジョップリングの説明を裏付ける。

治療法がなかった時代には、宿主側の免疫反応によって（らい反応という）容貌が崩れるなど（図3.8）皮膚に重度の病変が生じることがあった。らい菌の増殖の最適温度は、33〜35℃と低く、温度の高い内臓組織や中枢神経、脊椎神経は傷害されず、温度の低い体表面でしか増殖しない。つまり、傷害は体表面に集中する。具体的には温度の低い皮膚組織である耳殻や鼻柱、唇は、欠失することも起きた。まつ毛も欠失する。体表にある末梢神経のシュワン細胞でのらい菌の増殖の結果、麻痺によって手指や足指が拘縮して、指が脱落したり、垂足や垂手が起きることもあった。特に上腕部の神経障害による機能低下が大きい。体表にある温覚や痛覚の欠損も、同様に体表部にある神経への障害である。眼科的にはブドウ膜炎、角

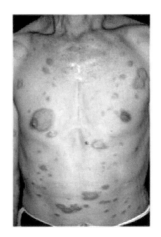

図3.6 中央治癒傾向を認める環状紅斑が多発している（MB、BL型）
（出典 国立感染症研究所：「ハンセン病とは」
https://www.niid.go.jp/niid/ja/diseases/a/vhf/392-encyclopedia/468-leprosy-info.html）

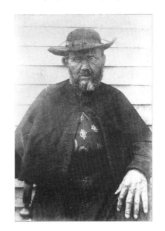

図3.7 ダミアン神父
ハワイで患者を介護していて感染。1888年（死の前年）。容貌や手に病変。
（出典 Wikipedia, Father Damien）

Ⅳ. 病原体と病変　51

膜損傷などで失明も起きた。

　しかし現在では、治療法が確立しており、重篤な後遺症を残すことも、また自らが感染源になることもない。

　治療しなかった時代の発症後の生存年数は5〜10年であった。感染から発症までの潜伏期は一般的には数年とされるが、実際には6か月から22年と極めて幅が広い。

　かつて、らい菌の純粋培養が何度かニュースで流れたがそれは間違いで、いまだに純粋培養はできない。その理由は、結核菌では機能している遺伝子の割合が90.8%であるのに対し、らい菌は49.5%と極端に少ないからである。そのため、自分の生存と増殖を宿主細胞に依存している。

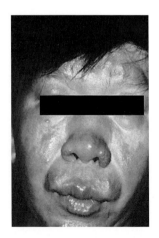

図 3.8　ハンセン病の皮膚症状（MB、LL型）光沢を帯びた結節や浮腫性紅斑
（出典　国立感染症研究所「ハンセン病（医療関係者向け）」https://www.niid.go.jp/niid/ja/leprosy-m/1841-lrc/1707-expert.html）

　ヒト以外では3種のサル（チンパンジー、カニクイザル、スーティーマンガベイ）とココノオビアルマジロで感染例が知られている。アルマジロは正常体温が30〜35℃と低く、らい菌に対し高い感受性があるからと考えられる。現在までの知見では、アルマジロはハンセン病に感染する唯一の動物であり、北米南部から南米アルゼンチンにかけて分布している。研究用のらい菌はヌードマウスの足底で増殖させて入手する。

　2015年のフロリダ州のハンセン病患者は27人で、平年の平均約10人より多かった。各症例はアルマジロと直接接触した人に起きていることからアルマジロからの感染が疑われた。2016年の第5週までで、新たに5人の患者が出ており、流行の継続が疑われている。

V．生活用水？　水棲微生物？

　インドネシアの生活用水中かららい菌の遺伝子が検出された。つまり、生活用水の中のらい菌が感染源になっている可能性がある[1]。

---

[1] Matsuoka M, et al.: Mycobacterium leprae DNA in daily using water as a possible source of leprosy infection. Indian J Leprosy, 71: 61-67, 1999

和泉眞蔵によれば、自由生活性アメーバと共生している可能性がある。同じ家屋内に居住している家族でも鼻腔から検出されるらい菌の遺伝型が異なることや、多発家族系の患者の中で、菌の遺伝型が異なる例が少なくない事があり、ヒト-ヒト感染のみでなく、この生活用水からの感染があることを疑わせる。

VI. 日本におけるハンセン病政策の変遷

1. らい予防の法律

1907年、浮浪患者を対象とした「癩予防ニ関スル件」（法律第十一号）が公布され、1909年、全国5か所に公立癩療養所が設立された。富裕な患者はこの法律の適用対象外であり、対象者は「療養ノ途ヲ有セス且救護者ナキモノ」となっている。

1915年、全生病院院長光田健輔（VIII節参照）が内務省に「癩予防法ニ関スル意見書」として、① 療養所の拡充 ② 全患者を離島に隔離 ③ 管理者に懲戒検束権（規則に背いた患者を処罰、監禁すること）を与えることを提案した。彼はまた、療養所内での患者同士の結婚を認める条件として、男性への「断種（ワゼクトミー、vasectomie）」（輸精管を結紮する不妊手術）と女性への「人工中絶」を提唱した。

この提唱の背景には、浮浪者やまれに刑務所からの患者を引き受けたので療養所内の秩序の乱れという問題があった。また、療養所内の性的な問題があった。入所者の男女比はほぼ3：1で性的な問題は後を絶たず、例えば生まれた子を感染から防ぎ、誰が育てるのかという問題があった。リデル Hannah Riddell（英国の女性宣教師）の回春病院（熊本）では、患者の男女関係に極めて厳格で禁欲を強制し、男女の会話さえ許さなかった。結婚・出産の禁止はその当時の世界の療養所でも行われていた。これに対し、光田は男女の愛を禁じることに反対し、断種手術を条件に結婚を認めるという策を採用した。

以上の背景があり、光田は懲戒検束権や断種はやむを得ないという立場だった。

2. らい予防の法律改正

1916年、「癩予防ニ関スル件」改正案が施行され、療養所所長に「懲戒検束権」が与えられ、裁判無しで患者を処罰できるようになった。この改正案が「浮浪者救済から懲罰に代わった」と言われる理由である。

1930年、内務省衛生局は「癩の根絶策」を策定し、「20年根絶計画」などを起

案した。

3. 癩予防法

　1931年、全国患者を対象とする「癩予防法」が公布され、国立療養所の設立、公立療養所の国営化などを推進した。さらに愛知県を皮切りに「無らい県運動」（1936年）が全国に広がり、国が積極的に在宅患者の強制収容に乗り出した。その結果、1930年から1935年の間に入所者数が大幅に増えた（図3.9）。

　内務省の「20年根絶計画」や「無らい県運動」の背景には、らい患者は世界の一等国を目指す日本にふさわしくないという考えや、強壮な兵士を歓迎する軍国主義があった。

　1930年、① 国際連盟らい委員会ではハンセン病は治療可能だから患者の社会復帰を前提とした外来治療を可能とする制度を確立すべきであるとし、管理的・警察的な取り締まりの修正を求め、② 第8回大日本医学総会で国際連盟保健委員ピウネルは、日本政府の無差別的絶対隔離政策を批判、③ 青木大勇は「癩の予防撲滅法に関する改善意見」で「絶対隔離」否定論を主張した。

　1931年、国際連盟保健機構は「らいの公衆衛生の原理」として隔離を含んだ予防組織の形成を呼びかけている。

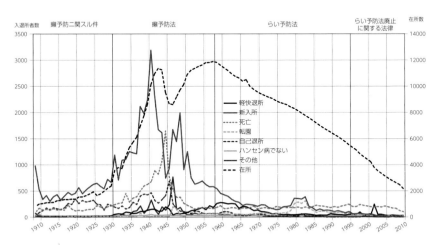

図3.9　ハンセン病療養所入退所動向　1909～2010年
死亡は絶対数、死亡以外は延べ数、在所数のみ右目盛である。
（出典　森修一、石井則久：国立ハンセン病療養所における入退所動向に関する研究、日本ハンセン病学会雑誌 86：69-90. 2017）

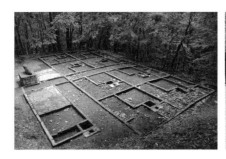
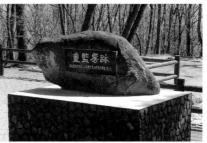

図 3.10　重監房跡
(提供　重監房資料館)

　1938 年、栗生楽泉園（群馬県吾妻郡草津町）に「特別病室」（のちに重監房と呼ばれる）が設置された（図 3.10）。規則違反などを理由に、患者ら延べ 93 人が冬は氷点下になる狭い密室に閉じ込められ、出房後も含め 23 人が死亡した。1947 年に重監房は解体された。その跡地に碑が建てられ、2014 年には重監房資料館が建てられた。

　1941 年、第 15 回日本癩学会で小笠原登（京都大学、1888〜1970 年）は「癩は遺伝病でも不治の病でもなく、また感染力も微弱であるから、患者らへの迫害を止めるべきだ」ということを主張したが、孤立し迫害された。

　1948 年、厚生省医務局長の東竜太郎（後の都知事）は、衆議院厚生委員会で社会復帰を根本に据えた、総合的ならい対策を提案したが葬り去られている。

　戦後、人権に目覚めた患者たちは、療養所内の自治会を基盤に、1951 年、全国の療養所を結ぶ「全国国立癩療養所患者協議会（全患協）」を結成し、入所者の人権回復・福祉の改善のための活動を開始した。1952 年、WHO 第 1 回らい専門委員会では、「強制隔離政策」の見直しとそれに代わる一般の公衆保健医療を行うべきであると決議された。

4. らい予防法

　1953 年、「らい予防法」が成立する。懲戒検束規定は廃止されたが、従来の強制隔離は続行された。軍国主義から脱し、効果的な治療薬が開発された後なのに、なぜ隔離政策が維持されたのだろうか？

　法成立後、宗教者の会議であるローマ会議（1956 年）、WHO 第 2 回らい専門委員会（1959 年）、第 8 回国際らい会議（1963 年）など、相次ぐ国際会議で、感

VI. 日本におけるハンセン病政策の変遷

染源である患者の隔離は継続するが、「強制」隔離政策は全面的に破棄することが決議、採択された。特にこのローマ会議の決議は日本政府に衝撃を与え、入所者の社会復帰を奨励する方向性が出てきた。しかし、社会復帰しても生活基盤がなく再入所する例が多かった。

記録に残る限りでは 1955 年以後、「強制収容」は、もはや行われていない。1963 年、全患協が「らい予防法改正要請書」を提出し、1964 年、厚生省が「らいの現状に対する考え方」をまとめた。1963 年、厚生省の小西宏結核予防課長は強制隔離は改めるべきだと考え、法改正を明言した。しかしその 1 年後小西課長は発言を撤回。その理由をこう説明している。「社会の偏見と同じものが厚生省内にもある。自分は孤立無援だ。」*2

1981 年、WHO が画期的な多剤併用療法（multi-drug therapy：MDT、後述）を推奨した。

1988 年、邑久長島大橋が完成。邑久（邑久光明園）と長島（長島愛生園）の国立ハンセン病療養所がある二つの島をつなぐ橋であり、「人間回復の橋」と呼ばれた。

5. らい予防法廃止

これには、大谷藤郎（1924 ～ 2010 年）の貢献が大きい。大谷は 1959 年に厚生省入省し、1972 年に国立療養所課長に就任している。これ以降、在省中および退官後、ハンセン病や精神障害者などの人権回復に尽力。特にらい予防法の廃止運動に先鞭をつけ、流れを加速した。

1995 年、日本らい学会が「らい予防法についての見解」を発表し、1996 年、「らい予防法の廃止に関する法律」が施行された。法律上では、このときやっと隔離政策が廃止された。

2009 ～ 2016 年の間で新規患者は合計 5 人である。2017 年時点で、全国 14 のハンセン病療養所には約 1,500 人が入所（平均年齢 85 歳）している。しかし、もはや入所者＝患者ではなくなっていて、ほとんどがすでに治癒した元患者（回復者）である。

---

*2 NHK スペシャル：ハンセン病隔離はこうして進められた、2001 年 6 月 16 日放送

Ⅶ. 治療薬の発見

　古代インドの記録にあるように大風子の種子には効果があった。ただし、これは発症初期のみで、進行してからではもはや効果はない。

　ほとんど知られていないが、明治期に漢方による優れた治療を行った医師、後藤昌直（1857 ～ 1908 年）がいた。

　美濃国北方（現 岐阜県本巣郡北方町）で生まれた。父の後藤昌文は漢方医で、当時のハンセン病医療の第一人者であった。明治 8 年（1875 年）、慶應義塾医学所に入所、同年、父・昌文とともに東京市の神田猿楽町にハンセン病専門の「起廃病院」を開院し、当時は隔離政策が主であったハンセン病を後藤式療法により外来・通院治療で治癒に導き、完治した患者もいた。療法の内容は、大風子油・七葉樹皮・甘草の丸薬の服用、大風子実の絞りかすなどの薬湯の使用、温浴療法、運動療法、滋養物の摂取など食事療法であり、後に小笠原登が用いた療法と同様であった。明治 15 年（1882 年）、『難病自療』を著作し、ハンセン病の感染の可能性に言及し、発病には遺伝・自発・感染の三つの場合があり、潜伏期間が長いため感染であったとしても、それを特定することはできない。また遺伝の場合は少なく、発症には生活環境と個人の「性質」が影響するとし、一般的に「遺伝説」が広く普及していた時代に、昌直は「ハンセン病は感染症」と認識しており、極めて開明的であった。

　治療の傍ら各地で講演を行った。患者に対して治る病気であることを啓発した。また全国の門下生を指導し、各地に治療院を開設し、貧しい患者には無料で治療を行った。

　1885 年末、ハワイ王の招聘によりハワイに渡航し、ハワイのハンセン病患者の治療にあたった。ダミアン神父の治療も行い、彼のハンセン病は一時軽快した。しかし、ハワイ衛生局との確執などから、ダミアン神父の治療は明治 20 年（1887 年）9 月に中断され、昌直はハワイを去り、スタンフォード大学医学部の前身 Cooper Medical College に留学し "Leprosy" という卒業論文を提出して帰国した。その後もハワイや日本で治療にあたった（湯地晃一郎：「ダミアン神父と日本人医師」医療ガバナンス学会メールマガジン 2009 年 10 月 11 日）。近年、小笠原登の業績が再評価されてきたが、その先駆者である後藤昌直についても、再評価が待たれる。

　プロミン（グルコスルホンナトリウム、glucosulfone sodium）そのものの合成

は、1908年であったが、その臨床的応用が探索され始めたのは、1937年以降であった。結核やハンセン病の原因菌である *Mycobacterium* への効果が見いだされ、副作用を改良後1943年にはハンセン病への卓抜した効果が認められた[*3]。

1946年東京大学の石館守三（1901〜1996年）は日本でのプロミン合成に成功する。

「結核に多少とも効果があるものは、らいに試験するのが定石であったが、過去の失敗にこりて、患者は新しい薬に対しては絶望的で誰一人試験を希望するものがいない。学者はわれわれの体を実験台にするのだと、むしろ反抗的空気が強かった。この時唯一人結節らいの重傷者で、中国の戦地から帰ってきた青年で、どうせ先の見込みのない自分だから私にやってみて下さいと申し出た者がいた。これに約60日間、1日置きに静注したところ、全く奇蹟的に顔面の結節が落ち、失明寸前の眼もかなり回復したとの報告を受けた。私が再び患者を見舞ったときは、その青年は私に飛びつかんばかりの感激で顔を輝かしていた」（石館守三『はまなすのこみち 私の歩んだ道』廣川書店、非売品、1988.）。患者の喜びこそが、治療薬研究者の喜びである。日本はプロミン治療の先進国であった。

プロミンは静脈注射でしか使えなかったので、改良が加えられ、ダプソン（ジアフェニルスルホン、DDS。プロミンをより精製したもの）という錠剤に代わり、世界中に広まった。

1966年、リファンピシンが抗結核剤として登場。そして、1970年にハンセン病に対してもこの薬の顕著な有効性が明らかになった。すなわち治療期間の短縮や、再発率の減少など画期的な進歩をもたらした。

現在の治療法はWHOの推奨する複数の抗菌薬（リファンピシン、DDS、クロファジミン）の内服である（多剤併用療法、MDT）。WHOは1995年からMDTを無償で提供しているが、これは日本財団の援助による。そして、2000年以降は、ノバルティスがその援助を引き継いでいる。

治癒した患者について病変部位の修復のために整形外科的に健常な皮膚などの移植は可能であったが、それは失われた機能回復には結びつかない。

---

*3 Wozel G: The Story of Sulfones in Tropical Medicine and Dermatology. Int J Dermatol, 28: 17-21, 1989

Ⅷ. 光田健輔

山口県佐波郡中関村（現 防府市）生まれ（1876～1964年）（図 3.11）。高等小学校卒業後に上京し、賀子鶴所医師宅で住み込み書生をしながら、医術開業前期試験に合格し、実技試験対策のために済生学舎に入学する。済生学舎の1期前に野口英世がいる。1896年、開業後期試験に合格した。東京帝国大学医学部選科で病理学を学び、ハンセン病の撲滅を志した。その当時、身寄りのない者や障害者の療養施設「養育院」からのハンセン病患者の献体に対して解剖に当たった。また、養育院の中に回春病室を設けて、ハンセン病患者の隔離と治療に当たった。長島愛生園（岡山県瀬戸内市邑久町の長島という島にある）に勤務。生涯をハンセン病の撲滅に捧げ、「救癩の父」と崇められ、文化勲章（1951年）、ダミアンダットン賞（1961年）を受賞した。

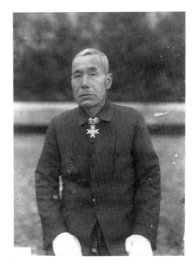

図 3.11 光田健輔
1951年文化勲章受賞時
(提供 国立療養所長島愛生園)

受賞の時代とその意義が異なるとはいえ、学歴のない2人である光田が文化勲章、野口が帝国学士院賞恩賜賞（1915年）を受けたのは、当時は知力と意欲があっても現代のように誰でも大学教育を受けられた訳ではないことを示す一つの証拠である。

光田の学問的業績は、① 病理学では、結核とらいの合併の証明、中枢神経病変、動脈病変の研究、② 病型分類に貢献した「光田反応」の開発である。1919年の「らい結節乳剤を以てする皮膚反応の価値」は世界に先駆けた業績であった。戦前の隔離政策を継続した1953年制定のらい予防法に関わるとともに、法の存続に力を入れた。また、前述のように断種の提唱など、ハンセン病患者の強制隔離政策を推進したことから、功績とともに差別を助長した人物としての批判がある。自分が推進してきた政策にこだわり過ぎて、その後の学問的進展への対応に柔軟さを失っていたのではないだろうか？ 血友病治療を優先し、結果とし

て薬害エイズを引き起こした後世の安部英に重なる部分がある（第2章参照）。

　光田は、外来治療でも、療養所からの退所でも世間の差別意識がある以上患者は苦しむので、患者にとっては療養所が一番平安な場所、つまりシェルターであると強く思い込んでいた。彼はらいの治療や根絶を目指して献身したが、その根底には患者への憐みの気持ちがあった。尊いことである。しかし、難しいのは、憐みは差別・区別と表裏一体であることである。彼はその関係に気が付いていなかったのではないか？　シェルター機能については、そこに入るのに強制によるのか患者の自由意思で選べるのかどうかにより、まったく意味が異なる。

Ⅸ．なぜ、日本は隔離が長かったのか？

　ハンセン病が忌避されたのは、症状への忌避以外に、古くからの宗教的な忌避がその背景にあったと思われる。旧約聖書レビ記（後述）、法華経などにその記述が見られる。

　例えば、『法華経』には、らい病について、「普賢菩薩勧発品第二十八」に、法華経を受持するものを軽笑したり、謗（そし）ったならば、「この人は現世に白癩の病を得ん」という記述がある（『法華経』下、岩波文庫、1976）。

　治療可能になってからも、日本で1946 〜 1996 年の長きにわたって法律上とはいえ隔離が継続された原因として考えられることは、

(1) 遺伝病でなく感染症であり、しかも感染力が極めて弱く、治療で治ることについて、研究の進展や世界の対策の傾向への理解が弱い。また、政府や学会からの発信力も不足していた。1960 年代までにフィリピン、シンガポール、香港などが、そして日本の旧植民地で隔離政策を採っていた韓国、台湾でも1960 年を境に外来治療に移行した。沖縄でも、1961 年に「ハンセン氏病予防法」が制定され、隔離政策の枠組みは維持しているものの、退所規定を設け外来治療制度を導入した。国際的動向では、すでに加盟各国の隔離政策見直しは終焉の時期を迎えていた（1965 年、WHO 第3回ハンセン病専門委員会）。

(2) 内務省由来である厚生省（1938 年設置）の管理意識の強さ。療養所入所と患者支援とを結合して一つで考えていた。例えば療養所内でないと治療薬が使用できなかったし、外来治療には健康保険の対象外とした。

(3) 現場感覚の欠如。現場を見て、計画通り実施されているかどうかの点検や、現場から問題点を見いだすという努力に欠けている。強制隔離の実態をまっ

60　　　　第3章「ハンセン病」

たく知らなかったのではないかとさえ思われる。

(4) ほかの感染症の場合とは異なり、患者からの問題点の発信がたいへん困難な状況にあった。

(5) 社会の差別意識とそれに打ち勝つ教育・啓発の不足。おそらく「無らい県運動」などで培われた強力な差別意思を厚生省は放置したままだったのが、最大の問題であろう。薬害エイズの場合と同じく不作為である。

医師の上川豊は、大風子という植物の油を用いた治療法で学位論文をとり、治療に専心した。1947年から東北新生園に勤務し、1948年に園長になった。熱心に治療を行い、1962年社会復帰農園（社会福祉法人藤楓協会東北農場）を建設した。東北新生園時代の無菌軽快退所者が1940～1962年の23年間で119人という優れた成績を挙げている。そして、1950～1960年代には、この退所者を増やす方向はすべての療養所の流れになっていた。それが、なぜ、「らい予防法」廃止にまで結びつかなかったのであろうか？

日本のハンセン病研究や対策は、世界的に見て遅れていたわけではないし、多くの熱心な研究者、医学者の貢献がある。しかし、プロミンの開発後治療可能になってから長く、それも極めて長く隔離政策を続けてきた行政対応に大きな問題があった。

薬害エイズにおいて、加熱製剤の導入が2年遅れた「不作為」に比べて、50年間隔離を続けた「不作為」の大きさは、例えることもできない。医務局長の東竜太郎の意見が葬り去られ、公衆衛生局長、医務局長を務めた大谷藤郎でさえ、不作為を作為に変えるまでに長大な時間を必要とした。

Ⅹ．ハンセン病補償法と反省の石碑

ハンセン病訴訟は熊本地裁で2001年5月に判決が出た。就任直後の小泉純一郎首相が国家賠償訴訟に対する控訴を断念。同年6月22日にハンセン病補償法が施行された。熊本地裁で医師として治療の可能性は早くから指摘されていたことを証言したのは、小笠原登の弟子であった和泉眞蔵（当時、大島青松園：香川県高松市庵治町）であった（和泉眞蔵：「医者の僕にハンセン病が教えてくれたこと」CBR出版、2005）。

隔離政策の誤りを認めたハンセン病訴訟が結審してから10年後の2011年、厚生労働省は東京・霞が関の庁舎前に反省と謝罪の言葉を刻んだ石碑を建立し、追悼式典で除幕した（図3.12）。

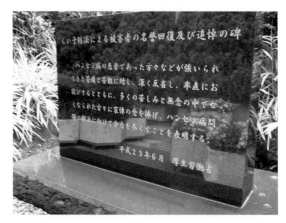

図 3.12 らい予防法による被害者の名誉回復及び追悼の碑
(撮影 加藤茂孝)

　石碑には「ハンセン病の患者であった方々などが強いられてきた苦痛と苦難に対し、深く反省し、率直にお詫びする」と記されている。細川律夫厚生労働大臣は「知識の普及や社会生活支援などの取り組みを強化させる」と述べた。

　式典には菅直人首相も出席し「二度と悲劇を繰り返さないよう誓う」と述べた。この法施行の6月22日は、現在ハンセン病の日になっている。

　詩人の冴 雄二（後述）は、違憲国家賠償裁判勝訴後も、名誉回復の戦いを続けて重監房資料館の設置を実現させた。

　厚生省（や、その後の厚生労働省）は、公衆衛生政策に関して何度か「不作為」を重ね、その結果患者を苦しめ、患者団体から訴訟を起こされて敗訴、そのはるか後になってそれを反省して石碑を作ることを繰り返している（第2章参照）。この繰り返しが終わることを切に望みたい。

　2014年10月18日に「ハンセン病患者の裁判『隔離法廷』を検証 最高裁」という記事が朝日新聞に出た。それによれば「かつてハンセン病患者が出廷する事件の裁判を隔離施設などで開いた『特別法廷』が差別的な手続きだった可能性があるとして、最高裁が調査委員会を設けて検証を始めた。伝染の恐れを理由に特別法廷で開いた裁判は95件。このうち、後の訴訟で隔離政策が違憲だったとされた1960年以降は27件あった。特別法廷の指定は計113件。そのうちハンセン病を理由としたものは95件と大半を占めている。元患者がつくる『全国ハンセン病療養所入所者協議会』などが昨年12月、国立療養所などに設けられた特別

法廷は『事実上、非公開だった』として、裁判の公開を定めた憲法に違反するかどうかを検証するよう、最高裁に要請していた」とある。

　最高裁判所は 2016 年 4 月 25 日、「差別的に扱った疑いが強く、患者の人権と尊厳を傷つけた」とする検証結果を発表し、今崎幸彦事務総長などが謝罪した。2016 年憲法記念日に先立って 5 月 2 日寺田逸郎最高裁長官は、「裁判所による違法な扱いに反省の思いを表すとともに心からおわび申し上げます」と謝罪した。

　最高検察庁は 2017 年 3 月 31 日、最高裁判所が違法性を認めた 1960 年以降の法廷に関与したことの責任を認め、謝罪した。最高検検事らが 1953 年に熊本地裁で死刑が言い渡され、執行された「菊池事件」の弁護団と熊本地方検察庁で面会し、「責任を感じている。おわびしたい」と書面を読み上げた。一方、最高検は菊池事件の再審請求はしないと回答した。この特別法廷については、ハンセン病を理由とした設置申請は 1 例を除きすべて許可されたが、ハンセン病以外の結核などのケースは 1948 ～ 90 年に 61 件中 9 件しか認められていない。

XI. 患者（世界と日本）

　WHO の制圧目標は、人口 1 万人あたりの有病率が 1 未満であり、日本は 1975 年にそれを達成した。

　日本の新規の患者発生も年々減少し、1993 年に年間 10 人を切り、現在では 0 ～ 1 人 / 年（図 3.13）である。世界の患者分布（図 3.14）も縮小している（図

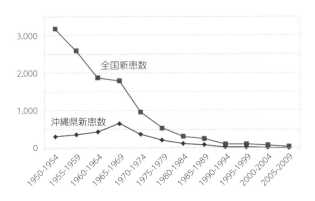

図 3.13　日本の新規患者数
（出典　国立感染症研究所：「ハンセン病とは」https://www.niid.go.jp/niid/ja/diseases/a/vhf-392-encyclopedia/468-leprosy-info.html）

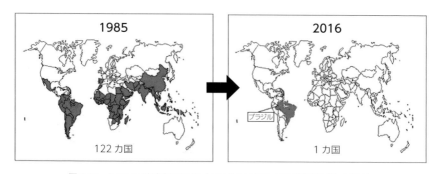

図 3.14 ハンセン病未制圧国数（人口 1 万人あたりの患者数が 1 人以上）
（出典　日本財団：「ハンセン病統計データ」https://www.nippon-foundation.or.jp/what/projects/leprosy/stats/）

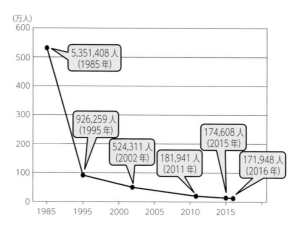

図 3.15　全世界で登録されているハンセン病患者数の推移
（出典　日本財団：「ハンセン病統計データ」https://www.nippon-foundation.or.jp/what/projects/leprosy/stats/）

3.15）。2012 年の新規患者は 232,857 人である（WHO）。患者減少の理由は、早期発見と早期治療により、ヒト-ヒト感染が減少したことにある。

　WHO（世界保健機関）は 2005 年に、インドのハンセン病が制圧されたと正式に宣言した。しかし、これは全国の平均値でみた場合であり、地域ごとにみるとある地域には平均以上にまだ患者が出ている地域があった。しかし、この制圧宣言により制圧の言葉だけが一人歩きして、多くの政治家が制圧されたものと誤解した。その結果、インドの国家ハンセン病根絶プログラム（NLEP）が弱体化し

64　　第 3 章「ハンセン病」

た。実際に財源や人手、物資が減少し、医療関係者が隠れた症例を見つけるために行っていた戸別訪問をやめた。このことが逆に、ハンセン病が再び広まるきっかけになってしまった。宣言後の10年間で、重度の障害を抱えて病院を訪れる患者の数がほぼ2倍に増えた。政府は、2016年末、いくつかの地域について「制圧」の判断を撤回した。言葉や定義の誤認による政策の変更で、制圧活動が停滞した残念な例である。

　ハンセン病対策には、日本人医師も国際的に貢献している。

　中村哲（1946～）は1984年以来、パキスタン北西部のペシャワールで20年以上ハンセン病を中心とする医療活動に従事し、その後活動拠点をアフガニスタンに移した。NGO「ペシャワール会」現地代表、ペシャワール会医療サービス総院長を務める。著書に『ペシャワールにて——癩そしてアフガン難民』石風社1989年、『医者井戸を掘る——アフガン旱魃との闘い』石風社2001年がある。

　宮崎松記（1900～1972年）は1964年JALMA（Japan Leprosy Mission of Asia。現在はインドに移管されNational JALMA Institute for Leprosy and Other Mycobacterial Diseases-Agra（JALMA centre）になっている）を設立、インドのアグラにインド救らいセンターを作り、初代所長として援助活動をした。ニューデリー日本航空機墜落事故で死亡した。

XII. 文学者、詩人、歌人

　ハンセン病は、一般の人にとって身近ではない。北條民雄を引くまでもなく、結核文学と同じようにらい文学という分野があり、むしろ文学作品によってより身近になっている。絶望感、怒りを乗り越え、生きる意味を求める作品に圧倒される。らい文学に関して気が付くのは、初期の生田長江を除き、作者はすべて隔離された患者である。したがって、患者にとって病気自身の苦悩もあるが、隔離の苦悩の方がはるかに大きかったのではなかったかと思われる。

　北條民雄については、優れたノンフィクション作品、『火花——北條民雄の生涯』（高山文彦、飛鳥新社、1999年、第31回大宅壮一ノンフィクション賞）がある。

1. 生田長江（1882～1936年）

　知の巨人と言われたほど多方面にわたって活躍をした。東京帝国大学美学科卒業。長江のペンネームは上田敏から与えられた。生田長江は特別な存在で、生

きる意味を自分の研究の継続・完成に求めて、著作によって大きな貢献をしている。

良妻賢母型がよしとされていた当時の女性の文学運動を推進し、平塚らいてうなどの活動に英国の婦人運動の Bluestocking から「青鞜」（同名の雑誌は 1911～1916 年発行）と命名した。新人作家の開拓、『資本論』などの翻訳、また、ドイツの哲学者ニーチェの日本への紹介者でもある。ハンセン病発病後も、不自由な指にペンを縛り付けてもらって執筆をつづけた。1934 年失明、口述筆記で1935 年『釈尊上巻』を刊行。東京市（現 東京都）渋谷区の自宅で死亡した。

2. 明石海人（1901 ～ 1939 年）

静岡県富士郡富士根尋常高等小学校の教員だった 1926 年に発病する。明石楽生病院および長島愛生園に入所後、失明ののち、腸結核で死亡している。仮名は入院した病院のある明石の地名から、また、歌集『白描』の名前は、彼もよくしたという墨絵の一形式である白描画から取られた。その『白描』の序文は次である。

癩は、天刑である。

加わる笞の一つ一つに、嗚咽し慟哭しあるひは呻吟しながら、私は苦患の闇をかき捜つて一縷の光を渇き求めた。

──深海に生きる魚族のやうに、自らが燃えなければ何処にも光はない──

さう感じ得たのは病がすでに膏肓に入つてからであった。

齢三十を超えて短歌を學び、あらためて己れを見、人を見、山川草木を見るに及んで、己が棲む大地の如何に美しく、また厳しいかを身をもつて感じ、積年の苦渋をその一首一首に放射して時には流涕し時には抃舞しながら、肉身に生きる己れを祝福した。

人の世を脱れて人の世を知り、骨肉と離れて愛を信じ、明を失つては内にひらく青山白雲をも見た。

癩はまた天啓でもあつた

（明石海人：『白描』改造社、1939）

3. 桜井哲夫（1924 ～ 2011 年）

栗生楽泉園に入所後、失明する。

「おじぎ草」

夏空を震わせて

白樺の幹に鳴く蝉に

おじぎ草がおじぎする

包帯を巻いた指で
おじぎ草に触れると
おじぎ草がおじぎする
指を奪った「らい」に
指のない手を合わせ
おじぎ草のようにおじぎした
（桜井哲夫：『詩集 タイの蝶々』土曜美術社、2000）

4．塔和子（1929 〜 2013 年）。

大島青松園に入所。人間存在に深く分け入った詩を書いた。高見順賞を受賞している（1999 年）。代表作「胸の泉に」（『未知なる知者よ』海風社、1988）

　　　「胸の泉に」
かかわらなければ
　　　この愛しさを知るすべはなかった
　　　この親しさは湧かなかった
　　　この大らかな依存の安らいは得られなかった
　　　この甘い思いや
　　　さびしい思いも知らなかった
人はかかわることからさまざまな思いを知る
　　　子は親とかかわり
　　　親は子とかかわることによって恋も友情も
　　　かかわることから始まって
かかわったが故に起こる
幸や不幸を
積み重ねて大きくなり
くり返すことで磨かれ
そして人は人の間で思いを削り思いをふくらませ
生を綴る
ああ
何億の人がいようとも
かかわらなければ路傍の人
　　　私の胸の泉に
枯れ葉いちまいも
落としてはくれない

5. 谺雄二（1932〜2014年）

　谺はハンセン病訴訟全国原告団協議会長であったが、むしろ不屈の戦う詩人として名高い。多磨全生園に入所、1951年栗生楽泉園に転園している。

「オレたちが　この世から　滅べば　汚点(しみ)が消えたと　笑うやつらが　いる　笑わせてたまるか　生きてやれ」

（谺雄二、姜信子(きょう)編、「死ぬふりだけでやめとけや　谺雄二詩文集」みすず書房、2014より一部抜粋）

XIII. ハンセン病に関する文学的著作

1. 小川正子（1902〜1943年）
『小島の春』

　私より1世代以上年長の人にとっては、ハンセン病は小川正子（図 3.16）の手記『小島の春　ある女医の手記』（1938年）によって知られている。

　無教会派のクリスチャンで医師の小川は1932年、希望して長島愛生園に勤務し、光田健輔の指導を受けた。高知県へハンセン病在宅患者の収容に行きその様子を『小島の春』に書いた。当時のベストセラーになり映画化され（1940年）、ヒットしている（第17回キネマ旬報ベスト・テン1位）。夏川静江主演。杉村春子、中村メイコなどが出演している。小島というのは、長島愛生園が島にあったからである。手記には彼女の和歌が添えられており、文章以上に読者の感性に訴えている。

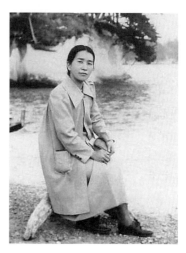

図 3.16　小川正子
(提供　笛吹市教育委員会文化財課)

　　これやこの夫と妻子の一生の別れかと想へば我も泣かるる
　　夫と妻が親とその子(つまめ)が生き別る悲しき病世になからしめ

（小川正子『復刻版小島の春　ハンセン病治療に、生涯をささげたある女医の手記』長崎出版、2009）

　映画『小島の春』を見た木下杢太郎（東京帝国大学。ハンセン病の研究者・医師で、本名太田正雄）は『小島の春』について「あれだけ感動させる力のあるの

68　第3章「ハンセン病」

は事実の描写というものの他に作者のシンセリティ（誠実さ）と文学的素養があるからで、特殊性という付加物なしにも本当の文学だと思う。もうひとつは叙景がすばらしい」「しかし映画を見てからライ根絶の最良策はその化学療法にある」と批判した。つまり木下は隔離による無らい県運動ではなく、化学療法による治療の重要性を早い段階で指摘している。この2首の和歌が訴えている悲劇は、彼女は気が付いていないかもしれないが、実は病気なのではなく、隔離だったのである。

2. 神谷美恵子（1914 ～ 1979 年）

1934 年叔父の無教会派の伝道師にオルガンの伴奏役を頼まれて多磨全生園を訪れ、ハンセン病患者の病状に強い衝撃を受け、自分の生涯の目的を悟った。研修で光田健輔の指導を受けて、1944 年東京女子医学専門学校（現 東京女子医科大学）を卒業している。1957 年長島愛生園におけるハンセン病患者の精神医学調査を開始する。1965 年、園の精神科医長に就任し、治療にあたる。1966 年『生きがいについて』（みすず書房）を出版した。この著作は、ハンセン病患者の生きがい分析から出発して人間一般の「生きがい」を分析した名著である。

「苦悩がひとの心の上に及ぼす作用として一般にみとめられるのは、それが反省的思考をうながすという事実である。人間が真にものを考えるようになるのも、自己にめざめるのも、苦悩を通してはじめて真剣に行われる」

「生きがいをうしなったひとが、もし忍耐を持つことができれば、長い時間の経つうちには、次第に運命のもたらしたものをすなおに受け入れることができるようになるであろう。避けることのできないものは受け入れるほかはないという、いわばあたりまえのことを、理くつでなく、全存在でうけとめるようになるであろう」

光田健輔が、後に強制隔離推進者として非難を受けることになり、弟子である小川と神谷への非難も起きた。小川はプロミンの開発の前に亡くなっているので無理もないが、社会に対して家族内感染の怖さを強く与え過ぎた感がある。神谷は治療薬開発後も光田を支持している。一方、小川も神谷も無教会派のクリスチャンであり、使命感を持って、自ら進んで治療にあたっている。彼らの使命感なくして彼らの貢献もなかった。

3. 大本教と高橋和巳『邪宗門』

　高橋和巳（1931 ～ 1971 年）の『邪宗門』（1966 年、河出書房新社）は、1892年出口なお創立の新興宗教である大本（大本教と呼ばれることが多い）をモデルにしている。大本は京都府の綾部に本部を置き、らい患者の救済事業も行っていた。高橋はらい施設での患者の様子を生々しく書いている。そこでは、天が与えた刑罰という意味で天刑病と呼ばれていた。

4. 松本清張『砂の器』

　松本清張（1909 ～ 1992 年）の長編推理小説「砂の器」（1961 年）の主人公の父はハンセン病であり、父子で放浪したことが過去の記憶としてあった。それを表に出されるのを恐れたのが、殺人の動機となっている。しかし、これは、患者の実態を反映していないとして映画化されたとき（1974 年）には、「ハンセン氏病は、医学の進歩により特効薬もあり、現在では完全に回復し、社会復帰が続いている。それを拒むものは、まだ根強く残っている非科学的な偏見と差別のみであり、本浦千代吉のような患者はもうどこにもいない」という注釈が映画のラストに字幕としてつけられた。

5. 遠藤周作『わたしが・棄てた・女』

　遠藤周作の著作『わたしが・棄てた・女』（1963 年文藝春秋新社、のちに講談社文庫）は、ハンセン病と診断され病院生活を送っていた女性が、それが誤診であることがわかり退院した。しかし、そこで見た患者に寄り添おうと後に看護師になり病院に戻る話である。井深八重（1897 ～ 1989 年）の実話を基にしている。井深の務めた病院は、国立療養所ではなく、フランスのカトリック系のテストウィド Germain Leger Testvuide 神父が 1888 年に建てた私立の療養所、神山復生病院（御殿場市）であった。ここでは、患者の外出や住民の来訪などがあり、病院は開かれており、隔離中心の国立療養所との大きな違いがあった。現在は、ハンセン病への理解とここで暮らしてきた方々の歴史を後世に残すために復生記念館が建てられている。

6. ドリアン助川『あん』

　ドリアン助川の小説『あん』（ポプラ社、2013 年）は映画化もされている（2015 年、河瀬直美監督）。

食べ物の餡の作り方に長けた元患者女性と若者との交流を描き、らい予防法廃止後、元患者が社会に受け入れられて行く過程と若者の自立がテーマになっている。

また、ドキュメンタリー映画としては「谺雄二　ハンセン病とともに生きる〜熊笹の尾根の生涯」（2017年、岩波映像制作）がある。谺雄二の詩文集「死ぬふりだけでやめとけや」に基づく。

7. 崔南龍と佐川修

崔南龍は在日韓国人二世であった。1941年にハンセン病を発症し、国立療養所邑久光明園に入所する。2013年失明。ハンセン病の人々を「浄化」の対象として「狩りこみ」、貨車で施設に送り、戦後もなお隔離を続けた歴史に触れている。『一枚の切符——あるハンセン病者の命の綴り方』（みすず書房、2017年）が出版された。

佐川修（金相権1931〜2018年）は、朝鮮半島出身で1945年3月、ハンセン病の診断を受けて栗生楽泉園に入所する。重監房へ食事を運ぶ係をしたことで、2014年「重監房資料館」建設の時には、数少ない証人として復元に協力した。後に、多摩全生園に移り、ハンセン病からは回復していたが2006〜2017年、全生園入所者自治会長を務め、ハンセン病資料館の建設を推進した。全生園の近くに自宅を持つ宮崎駿と話す機会があり、宮崎の映画『もののけ姫』にハンセン病患者が登場するきっかけになった。

崔南龍と佐川修の二人は、ハンセン病と在日韓国人の二重の差別の中を生き抜いた証人であった。

XV.　ハンセン病にまつわるエピソード

1. ベン・ハーの奇跡は何か？

ハリウッド制作の映画『ベン・ハー』（1959年）（原作は "Ben-Hur：A Tale of the Christ"（邦題ベン・ハー：キリストの物語）で、ウォーレス Lewis Wallace が1880年に発表した小説）では、主人公ベン・ハーの母親と妹がおそらくハンセン病と思われる病になり、谷間の洞窟に隔離された。イエスの十字架の後、奇跡が起こり、その病がきれいに治るという感動的な物語がある。もちろん奇跡でハンセン病は治らない。この皮膚病が単なる疥癬、白癬などの感染症であれば、治った可能性がある。しかし、むしろイエスの奇跡の力を強調するために作られ

た物語であると思われる。

新約聖書の中でイエスは、ハンセン病と推測されている病気で亡くなったベタニアのラザロを復活させている。ラザロの病が何であったかは不明であるが、ベタニアはハンセン病の地域であったという解釈があり、キリスト教会ではハンセン病とされている。イエスは「この病気は死で終わるものではない。神の栄光のためである」（ヨハネ福音書 11 章 4 節）と言っている。これも、けがれた心、悩み苦しむ心がイエスの話・祈りによって生き返り、清らかになるということの象徴的な物語であると思われる。

一方、「重い皮膚病にかかっている患者は、衣服を裂き、髪をほどき、口ひげを覆い、「わたしは汚れた者です。汚れた者です」と呼ばわらねばならない。この症状があるかぎり、その人は汚れている。その人は独りで宿営の外に住まねばならない」（旧約聖書レビ記 13：45-46 節）という記載がある。この病気の実態は不明であるが乾癬説が有力である。現在この「重い皮膚病」という表現はハンセン病を連想させるので、単なる「皮膚病」と表現を変えようという動きがある。

2. 光明皇后伝説

聖武天皇の皇后である光明皇后（701 ～ 760 年）の伝説が名高い。皇后は自分が建立した法華滅罪之寺（通称、法華寺）の浴室で 1,000 人の民の汚れを自ら拭うという願を立てた。1,000 人目は皮膚から膿を出す病人であり、皇后に膿を口で吸い出すよう要望した。皇后が口で吸いだすと病人は阿閦如来と化したという。この病人がハンセン病の可能性がある。国立ハンセン病療養所である邑久光明園（岡山県瀬戸内市邑久町長島）はこの逸話から名付けられている。この話は元亨釈書（1322 年）に記載されているが、これは仏教に関係のある出来事や人物を紹介した本で、虎関師練の作である。元亨の年号をとり、釈、つまり仏のことを書いたという意味の題名である。阿閦如来の原語サンスクリットのアクショービヤ（Akṣobhya）とは「揺るぎない」の意味であり、不動、無動など訳される。これは、釈迦が悟りを求めて修行中に悪魔の誘惑を受けたが、これを退けたという伝説によるもので、煩悩に屈しない堅固な決意を示す。光明皇后が皮膚の汚さなどにとらわれず、慈悲の心を示した揺るぎなさを表したものと解釈できる。この話が初めて出てくる時代の遅さから、実話ではなく、皇后の信仰心の篤さの象徴として伝説化したものと思われる。

723 年、皇太子妃時代の光明皇后が興福寺に施薬院と悲田院を設置し、施薬院

では病人や孤児の保護・治療・施薬を行った（『扶桑略記』1094 年ごろ、皇円が編纂）。また、悲田院では、貧しい人や孤児を収容した。

光明皇后伝説の影響は続き、皇族の救らい活動は　近代にも及んでいる。貞明皇后（1884 ～ 1951 年）は、リデルの回春病院に 1916 年 6,000 円、それ以降毎年 3,000 円を寄付した。神山復生病院（レゼー神父就任）の経営が難しくなった時にも経済援助している。1930 年救らい事業へ 248,000 円を下賜している。

　　つれづれの友となりてもなぐさめよ　ゆきことかたきわれにかはりて

という貞明皇后の歌碑が全国の療養所にあった（九州療養所のみ屏風）。

高松宮（1905 ～ 1987 年）も 1947 年に栗生楽泉園、多磨全生園、1948 年には星塚敬愛園、大島青松園を訪問し、予防着なしで入園者と面接している。「正しいハンセン病の知識の普及を図り、ハンセン病の治療並びにハンセン病療養所入所者及び社会復帰者の更生援護に関する国の施策に協力することを目的とする」という財団法人藤楓協会（1952 ～ 2003 年）の初代総裁であり、全国の療養所をまわった。

3. 癩王のテラス

カンボジアのアンコールワットに「癩王のテラス」という遺跡がある。王がハンセン病であったという理解がされているが、この石造の模様がハンセン病の皮膚病変に似ていることから付けられたものであるが、ハンセン病ではなかったとされている。三島由紀夫の戯曲「癩王のテラス」（1969 年）は、伝承に基づきハンセン病による死と復活を書いている。

4. 16 世紀の清水坂

16 世紀に描かれた「清水坂参詣曼荼羅」には、五条橋（現在の松原橋）を渡ってすぐのところにある一の木戸のあたりに、二人のらい者とその住居の長棟堂が描かれている（下坂守「描かれた日本の中世——絵図分析論」法蔵館、2003）。

5. 大谷吉継と石田三成

大谷吉継（1558 ？～ 1600 年）は、業病であったといわれている。「業」というのは、仏教的な因果応報に由来する言葉である。この「業病」が何を指すかは明確ではないが、晩年は顔を白布で覆い、騎馬不能になって輿に乗って戦闘を指揮したことから、おそらくハンセン病と思われている。大坂城で茶会があり回し飲

XV. ハンセン病にまつわるエピソード　　73

みの際に、大谷の後の席の勇猛な武将達は感染を恐れて飲んだふりだけで誰も実際には飲まなかった。しかし、末客の石田三成は大谷に聞こえるように大きな音を立てて飲み干したという。それに感激した大谷は、関ヶ原では病の体を押して石田に味方したのだといわれている。もっとも、この茶会のエピソードの真偽は不明であるが、この2人は仲がよかったのは確かである。

6. 姫塚伝説（愛媛県）

　ハンセン病にかかった京都の公家の姫がうつろ船に乗せられ、流れ着いたといわれる伝承地が愛媛県八幡浜市白石にある。姫は三瓶町鳴山に逃げのび、この地にハンセン病がおきないよう法華経を石に書写しながら、亡くなった。村人は姫をしのんで、姫塚として霊を慰めたという。このようなハンセン病にかかって流されたという伝説は全国各地に見られるが、特に四国には多く確認できる。

　小川正子の『小島の春』も高知へ患者収容に赴いたときの手記である。

7. 草津における焼き鏝療法？

　1909 ～ 1942 年、草津に湯の沢部落（現在の湯畑近辺）という患者の部落があり、多い時には 1,000 人以上いたといわれている。高温硫酸泉や灸の治療以外に、焼き鏝で皮膚病変を治すという患者自らが行う素人療法があった。たしかに、やけどした皮膚の再生過程で皮膚が一見きれいに再生したように見える。もちろん、真の治療にはならない。光田健輔はここへ通って治療をしていたが、やがて患者を栗生楽泉園へ収容し、部落はなくなった。

第4章 「狂犬病」
――パスツールがワクチン開発

Ⅰ. 鉄格子の病室

　それは衝撃的な光景だった。2007年2月、インド西ベンガル州立感染症病院（コルカタ）では体育館のように広い病室の裸電球の下に裸の鉄製ベッドが並んでいた。患者達は持ち寄った布をベッドに敷いたり、体に羽織ったりしていた。破傷風、コレラ、炭疽など名前は知っているが、実際の患者を見るのは初めてという病気ばかりであった。それだけですでに衝撃的であったが、より強い衝撃は最奥に鉄格子のはまった病室にあった。その中で、少年が両手両足をひもでベッドに縛りつけられていた。

　案内のインド人医師が話す。

　「狂犬病（rabies）だ」

　私が、「どうして犬に咬まれた時に、ワクチンを打たなかったのか？」と聞くと

　「母親が無知で、ワクチンを打つことを知らなかった。母親は字が読めない」

　狂犬病は、犬に咬まれてからワクチンを打っても発症を予防できる感染症である。しかし、いったん発症してからではもはや効果はまったくない。2週間程度で死に至る。医師は、団扇で患者に風を送って見せた。患者は風をよけ、とてもつらそうな表情を見せた。水を恐れる恐水症状（hydrophobia）とともに、よく知られている恐風症状（aerophobia）であった。風が狂犬病ウイルスが侵入した知覚神経を刺激し、強い不快感を引き起こす。

　この病院の狂犬病の入院患者数は年間100〜300人ほどであったが、転帰はすべて死亡。つまり、入院患者数と死亡者数が完全に一致し、致死率100％であった。すでに日本では1956年以来、犬、人ともに発生が無くなっていた病気である。それなのにこの病院ではワクチンで発症を阻止できる病気により1病院だけでまだ年間100〜300人も死亡者が出ている（表4.1）。この事実を知った衝撃は、鉄格子のなかで縛られていた少年の姿とともに今も消えない。

　同じ年同じ月に訪れたフィリピンでも狂犬病の病室には鉄格子がはまっていた。中には目がくりくりと大きくて可愛い少女がベッドで寝ており、付き添いの

表 4.1　インド西ベンガル州立感染症病院の入院および死亡患者数

年	1988 入院患者数	死亡者	1989 入院患者数	死亡者	1990 入院患者数	死亡者	2005 入院患者数	死亡者	2006 入院患者数	死亡者
下痢症	16,160	731	14,428	658	16,639	854	20,742	167	19,347	164
ジフテリア	2,793	173	3,406	206	3,076	132	221	30	355	25
破傷風	1,061	347	914	308	811	293	237	53	210	59
新生児破傷風	201	176	168	139	247	169	17	8	15	7
髄膜炎	1,795	549	1,913	676	2,242	653	341	104	237	43
脳炎	43	29	19	16	78	22	113	59	74	27
麻疹	335	51	112	20	257	30	180	11	261	10
水痘	147	21	87	11	146	13	223	12	322	23
狂犬病	320	320	264	264	254	254	106	106	106	106

(2007年12月18日病院の黒板を撮影した写真より抜粋して作成)

　母親が共に入っていた。フィリピン人医師が問いかけると、母親は涙ぐみながら「破傷風と診断され、抗血清を注射した。狂犬病ワクチンは高いから打たなかった」と答えた。その答えもまた、衝撃であった。この病院の玄関には、犬に咬まれた後のワクチン接種を求めて数十人が列を作っていた。
　狂犬病の病室は、どこの国でも鉄格子がはまっていた（図4.1）。

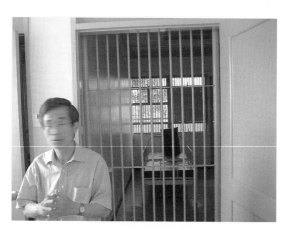

図4.1　マニラ　熱帯医学研究所の病院　狂犬病専用病室
(撮影　加藤茂孝)

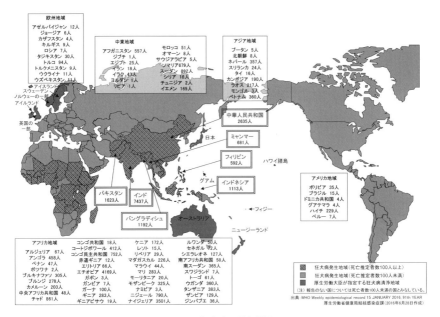

図 4.2　狂犬病の発生状況
（出典　厚生労働省：狂犬病　http://www.mhlw.go.jp/bunya/kenkou/kekkaku-kansenshou10/）

Ⅱ．世界の現状

　WHOによれば、世界で毎年狂犬病で6万人が死亡し、1,500万人が曝露、つまり犬などに咬まれた後にワクチンを受けている。死亡者は1日あたりに換算すれば150人である。患者の40％は15歳未満。死亡の95％はアジア・アフリカに集中している。

　狂犬病がない国（清浄国）は、日本、オーストラリア、ニュージーランド、英国、ノルウェーなどの島国と半島の国であり、世界的にはまだまだ数は少ない（図4.2）。その国が置かれている地理的特徴により、野犬を含めて犬の免疫が容易にできるか否かで清浄国かどうかが分かれている。

Ⅲ．いつから存在していたのか？

1．古代の記録

　古代バビロニアのハムラビ Hammurabi 王（紀元前1792～1750年）の法典に

は、この病気の記載がある。もちろん病気そのものはこれ以前から存在したと思われている。

ギリシャのアリストテレス Aristoteles（紀元前 384 ～ 322 年）も動物の咬傷による動物や人への感染を記載している。ローマのケルスス Aulus Cornelius Celsus（紀元前 50 ～ 25 年頃）は、"De Medicina"（医学論）の中で恐水病（hydrophobia）と命名し、発症予防には咬傷部を焼くことを提唱している。この予防法はワクチンの開発まで長くつづけられた。

2. 吸血鬼は狂犬病か？

スペインの神経医学者ゴメス Juan Gomez-Alonso は、吸血鬼はたんなる伝説ではなく現実の反映であろうと、吸血鬼のモデルとなった気の毒な人々の異常行動の原因は狂犬病であるという仮説を提唱した[*1]。民間伝承による吸血鬼の特徴は、（1）犬や狼とともに現れる、（2）村々の犬を殺す、（3）農村に住む貧しい男性である、（4）夜間に行動する、（5）他人（特に若い女性）や家畜の生き血を吸う、（6）墓場に住む、（7）吸血鬼に襲われると吸血鬼になる、（8）犠牲者が現世にさまよう、（9）犬や猫、コウモリに荒らされた死体が吸血鬼になる、（10）にんにくや鏡、水（聖水）、煙、十字架を恐れる、（11）死後、遺体の保存状態が良い、（12）寿命は約 40 日間である。彼は、これらのほとんどすべてが医学的に狂犬病で説明できるとした。

3. 日本の記録

養老律令（717 年）に、狂犬（たぶれいぬ）を殺処分する規定があるのが、日本での最初の記録である。しかも、これは和名であるので、単なる中国の法令から借用した記載ではなく何らかの流行が日本にあった可能性が高い。

日本最初の医学書である丹波康頼の「医心方」（984 年）に、癲犬・風犬という中国由来の病名記載はあるが、その当時の流行の有無は不明である。

江戸時代に犬公方と呼ばれた徳川綱吉が出した通称「生類憐みの令」（1692 年）の中には、「狂犬つなぎをかざる所は曲事たるべし」という狂犬の繋留義務が記載されている。しかし、10 万匹以上の野犬が収容されていたが、狂犬病のよう

[*1] Gómez-Alonso J.: Rabies: a possible explanation for the vampire legend. Neurology. 51:856-859, 1998

な病気の発生の記録はない（坂本勇：日本獣医史学雑誌21：31-36、1986）。

4. 日本における大流行

江戸時代の1732年に長崎に輸入された狂犬病が全国に伝播したのが、国内大流行の最初の確実な記録である（唐仁原景昭：日本獣医史学雑誌39：14-30、2002）。この時は1732年長崎、同年に広島、吉備（岡山県）、播磨（兵庫県）（この3地域へは陸上ではなく、長崎から瀬戸内海の船便によって持ち込まれた可能性が高い）、1733年大分、そして1736年に江戸に到達している。つまり、長崎から江戸まで4年かかっている。ついで、1742年酒田（山形県）、1750年庄内（山形県）、1754年村松（新潟県）、1761年下北半島（青森県）、1808年新発田（新潟県）まで到達している。感染犬の移動による伝播と思われ、鉄道、自動車や飛行機のような高速移動手段のない当時の伝播状況が分かる。日本海側への伝播はおそらく船によるものである。

Ⅳ. 狂犬病の発生機序

1. 初期の成果

17～19世紀にわたって世界各地で発生が続いていた。その間の近代医学の発達とともに次第にその発生機序が明らかにされて行った。

1804年、ツィンケZinkeは病毒が犬の唾液で感染することを確認した。1826年、デュバウーは病毒は咬傷部位から神経系に伝わり、中枢神経で保有されていると説明した。

1903年にはネグリAdelchi Negri（1876～1912年、イタリア）が狂犬病動物の神経細胞内に狂犬病に特異的なネグリ小体を発見した（図4.3）。このネグリ小体の検出により、感染診断が飛躍的に進んだ。この小体の実態は後にウイルスの構成たんぱくであ

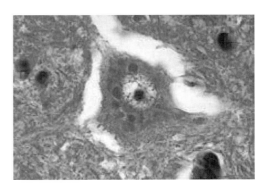

図4.3 ネグリ小体が形成された神経細胞のHE染色像
中央の明るい円形部分は神経細胞の核で、周囲の細胞質に好酸性のネグリ小体（黒灰色で球形）が散在している
（出典 Centers for Disease Control and Prevention Public Health Image Library https://phil.cdc.gov/Details.aspx?pid=3377）

るヌクレオカプシドの集合体であることがわかった。それまでの診断は、犬の脳材料をウサギに接種して発症するか否かで判定する、時間のかかる方法であった。

2. アセチルコリンレセプターから侵入

狂犬病ウイルスは、感染動物（もちろん犬が多い）が咬んだ傷口から感染する。感染動物の唾液にはウイルスが含まれており、唾液から咬まれた動物や人に感染する。その咬まれた部位でウイルスは局所的に増え、そのウイルスが神経と筋肉の接合部のアセチルコリンレセプターから神経細胞に侵入する。つまりアセチルコリンレセプターがウイルスのレセプターとして働いている。咬まれた局所の神経から次第に増殖伝播して行き、脳の神経細胞で増殖する。そして神経症状が出た時点が、狂犬病の発症である。いったん発症すれば、後述のウィスコンシンプロトコルによる少数の治療回復例を例外として全員死に至る。

V. ワクチン開発とパスツールが助けた少年

1831年に狼が東フランスの村で人々を襲い、8人が死亡した。噛まれた人への手当は、ケルススが提案していた咬傷部の焼灼であった。皮なめし業者の8歳の息子はその人たちが焼印を押されるときの恐ろしい悲鳴を聞いていた。この少年こそが後の微生物学者パスツール Louis Pasteur（1822～1895年）であった。

狂犬病研究における最大の功績は、パスツールによる狂犬病ワクチンの開発である。1885年6月6日に、狂犬に咬まれた9歳のマイスター Joseph Meister（1876～1940）にそのワクチンを11日間接種し、マイスターは発症を免れている。これが成功第1例である。近年明らかにされたが、マイスター以前に試作ワクチンの接種が2例行われていた。1例は狂犬病ではなかったかもしれず、他の1例は死亡している。これらの治療は動物実験の基礎がない段階で人体に応用された。しかし、当時すでに、治療実験と非倫理

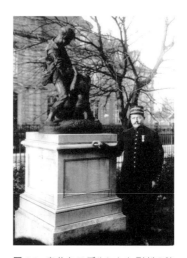

図4.4 自分をモデルにした彫刻の脇に立つジュピエ（1913年）
（出典 http://gallica.bnf.fk/ark:/12148/btv1b90433575）

的人体実験の区別は明確にされており、恩恵を与えることを期待して行われた治療実験は受け入れられていた。

4か月後の10月16日にパスツールの故郷の近くの村の村長から手紙が届いた。そこには2日前に狂犬に木靴で立ち向かってなぐり殺し、仲間の5人の少年を救い、自分は深い傷を受けた15歳の羊飼いジュピエ Jean-Baptiste Jupille（1869～1923年）のことが書かれていた。パスツールは翌日から彼へのワクチン接種を始め、彼は助かった。パスツール研究所の正門の横には、ジュピエが犬を踏みつけている銅像がある（図4.4）。

1885年10月26日フランス科学アカデミーに狂犬病ワクチン完成の論文を発表して、パスツールの名前は全世界に知れ渡った。この狂犬病ワクチンの成功がきっかけとなり、1887年、パリにパスツール研究所が創設された（図4.5）。つまり、今も続くパスツール研究所は、狂犬病の研究から始まっている。

1940年、パリに侵攻してきたナチスドイツ軍はパスツール研究所の門衛に、地下にあるパスツールの墓所を開けるよう命じた。このとき門衛は命令を拒絶し、自ら命を断ったと伝えられている。この門衛こそ55年前、パスツールに救われた、かつてのマイスター少年であった。しかし、その真相は彼はナチスが来る前に失望のあまり自殺したということらしい（森下薫『ある医学史の周辺』日本新薬KK、1972）。

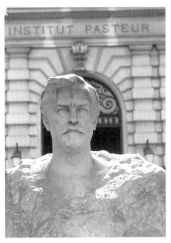

図4.5　パスツール研究所とパスツールの胸像
（撮影　加藤茂孝）

パスツールがマイスターやジュピエに投与したワクチンは、最初、2週間乾燥させた感染ウサギの脊髄乳剤（おそらく不活化されていた）から始められ、徐々に短期間乾燥のものに変え、最後は1日乾燥のもの（生きたウイルスが残る）であった。これは不活化ワクチンでも弱毒生ワクチンでもなかったと考えられる。したがって、パスツールの時代にすでに、このワクチンで強い麻痺が残ったり、死亡者がかなりいて、ワクチン反対者から批判されていた。実際に、1909年のまとめでは、131,579人が治療を受け、549人が死亡している（死亡率0.4％）。また、1886～1937年の世界各地のパスツール研究所での接種成績では、54,448

V．ワクチン開発とパスツールが助けた少年

人に接種し151人が死亡（死亡率0.3％）（山内一也、三瀬勝利：『ワクチン学』岩波書店、2014）。発症すれば死亡率100％の病気が、多少の死亡者はあるとはいえ、これだけ多くを助けたのはこのワクチンの画期的な成果である。

　パスツールはあらかじめ免疫をつけてその感染を防ぐことをVaccinationと呼び、現在のVaccineの語源になっている。この語は、前作2章の天然痘の項目で述べたように、Vaccaは牝牛のラテン語名であり、牛痘接種による種痘法を開発した先輩のジェンナーの功績をたたえて命名されたものである。また、パスツールの命日である9月28日は現在、世界狂犬病デー（World Rabies Day）になっている。

VI. ウイルス

　電子顕微鏡で見たウイルスの形は砲弾型という珍しい形をしており（図4.6）、ラブドウイルス科（Rhabdoviridae）に含まれる。ラブドは棍棒状という形態から付けられた名称である。遺伝子は一本鎖のRNAである。

VII. コウモリなどにもいる

　狂犬病ウイルスはラブドウイルス科のリッサウイルス属（*Lyssavirus*）に含まれる。

　rabiesの語源は、ラテン語のrabidusで、そのまま「狂っている」という意味である。lyssaはlyttaから来ており、これは肉食獣の舌の裏面にある虫のような形状の筋繊維を指す。この命名の理由は、かつて狂犬病の病原である虫が犬の舌の裏に生じると考えられていたからである。狂犬病が犬の唾液から感染するらしいことの経験的知識はアリストテレス以来古くから知られていた。

　リッサウイルスは、遺伝子解析、血清型の分析から、七つの遺伝子型（genotype）に分類されている。

　遺伝子型1型：狂犬病ウイルス *Rabies virus*

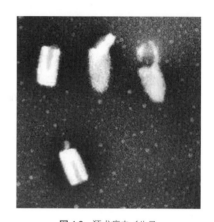

図4.6　狂犬病ウイルス
(出典　国立感染症研究所：狂犬病とは　https://www.niid.go.jp/niid/ja/kansennohanashi/394-rabies-intro.html)

遺伝子型 2 型：ラゴスコウモリウイルス *Lagos bat virus*

遺伝子型 3 型：モコラウイルス *Mokola virus*

遺伝子型 4 型：ドゥベンヘイジウイルス *Duvenhage virus*

遺伝子型 5 型：ヨーロッパコウモリリッサウイルス 1 *European bat lyssavirus type 1*：EBL1

遺伝子型 6 型：ヨーロッパコウモリリッサウイルス 2 *European bat lyssavirus type 2*：EBL2

遺伝子型 7 型：オーストラリアコウモリリッサウイルス *Australian bat lyssavirus*：ABL

遺伝子型 1 型が従来知られていた狂犬病ウイルスで、遺伝子型 2 型のラゴスコウモリウイルス以外のリッサウイルスは、ヒトに狂犬病様の脳炎を起こす。つまり、狂犬病ウイルスは、もともとコウモリのウイルスであった。

Ⅷ. 治療の試み

1. ウィスコンシンプロトコル

狂犬病はいったん発症したら、100％死亡する。これを感染前や感染早期の発症前に防ぐのが狂犬病ワクチンである。では、発症してから防ぐことはまったくできないのか？ その課題に挑戦し成功した報告がある。

実施された場所の州名からウィスコンシンプロトコル（Wisconsin protocol）、または地名をとってミルウォーキープロトコル（Milwaukee protocol）と呼ばれている方法である。この方法は、患者を化学的に昏睡状態に導き、抗ウイルス薬のリバビリンを投与する。ギーズ Jeanna Giese の治療を成功させたウィロビー・ジュニア Rodney Willoughby, Jr. が開発・命名した[2]。

ギーズが一命を取り留めた理由については、いまだ結論が出ていない。① 処置が有効であったように見える一方、② 彼女はコウモリから感染したので、特に弱毒のウイルスに感染したのかもしれない、あるいは、③ 彼女が咬まれた部位（手の指）が脳から離れていたために、彼女の並外れて強い免疫系がウイルスと闘うための時間を十分確保できたのかもしれない。入院時、彼女の身体からウイルスは発見されず、抗体だけが検出された。また、咬んだコウモリを捕獲・検査することはできなかった。

---

[2] Willoughby RE Jr. : "A Cure for Rabies?" Scientific American, 256: 95, 2007

ギーズの治療計画は、その後改訂された（リバビリンの投与を省略）。最初のプロトコルの下で治療を受けた25人の患者のうち2人が生存。さらに、改訂されたプロトコルの下で10人の患者が治療を受け、2人が生存した[*3]。
　また、カリフォルニア州ウィロウ・クリークに住むレイノルズ Precious Reynolds という8歳の女児は2011年4月に罹患したが、5月中旬まで治療を受けずにいたところ、インフルエンザに似た重い症状を呈した。プレシャスは抗ウイルス薬を投与され、薬物による昏睡状態に置かれた。彼女は集中治療2週間の後、一般小児病棟へと移された[*4]。
　ウィスコンシンプロトコルによる治癒率は6/37（16.2%）である。

IX. 近藤ワクチン

　治療後の患者に麻痺が出る副反応や時には死亡者も出ることから、感染ウサギの乾燥脊髄乳剤を用いたパスツールワクチンから、ウイルスを感染させた動物の脳乳剤をホルマリンで不活化した動物由来ワクチンに切り替わった。ヤギ脳由来のセンプル型のワクチンがよく知られている。これは、センプル David Semple（1856～1937年、英国）が開発したのでこの名が付けられている。素晴らしい方法と賞賛され、急速にこのワクチンに代えられていった。
　しかし、センプル型ワクチンも脳のミエリンタンパクを含むことから、神経線維の脱髄を引き起こす EAE（Experimental Autoimmune Encephalomyelitis、実験的自己免疫性脳脊髄炎）が起きることがあり、その後、ミエリンタンパクを含まないニワ

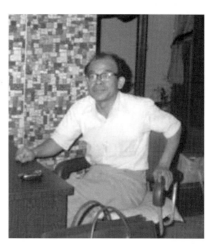

図 4.7　組織培養による狂犬病ワクチンの開発者　近藤昭
(提供　近藤信子)

[*3] Willoughby RE : Are we getting closer to the treatment of rabies?: medical benchmarks. Future Virology, 4: 563-570, 2009
[*4] UC Davis Children's Hospital patient becomes third person in U.S. to survive rabies". UC Davis Medical Center. 3 May(2012)

84　　第4章「狂犬病」

トリ胚細胞を用いた組織培養ワクチンに切り替わった。

このニワトリ胚細胞を用いた組織培養ワクチン（purified chick embryo cell vaccine：PCEC）を1980年に開発した近藤昭（国立予防衛生研究所（当時）．図4.7）の名前をとって、日本では「近藤ワクチン」と呼ばれることがある。近藤昭は在職中に急性肺炎で死亡していて、その急逝が惜しまれる。

ほかに、ヒト二倍体細胞ワクチン、Vero細胞ワクチン（purified Vero cell rabies vaccine：PVRV）がある。これらの組織培養ワクチンは不活化ワクチンであり、かつEAEを起こさないワクチンである。

現在の不活化ワクチンの発症予防効果は、咬まれた部位でウイルスが増えている間に、ワクチン接種により作られた抗体がウイルスを中和して、ウイルスが神経に伝播するのを防ぐからであると推測されている。

X．注意！　犬は足で蹴飛ばせ

狂犬病の蔓延している国へ旅行する場合の注意がある。

1) 蔓延している多くの国では、飼い犬、野良犬を問わず、放し飼いがほとんどである（図4.8）。熱帯の暑い国が多く、犬も日中は暑くて日陰で寝ており、吠える犬は少ない。したがって、変な行動をしている犬は意外にわかりやすい。まずは、変な行動の犬には近付かないこと。変でなくとも犬の前を横切らないで、必ず後ろを通ること。

2) 万一、犬が襲ってきたら、絶対に手では防がない。脳に近い場所を咬まれたときほど早く狂犬病は発症する。したがって脳に一番遠い「足」で蹴飛ばす。万一咬まれてもウイルスが脳へ行くまでの時間稼ぎができる。「足で蹴飛ばせ」は、大谷明（元 国立感染症研究所長）から、狂犬病が話題になるたびにいつも聞かされていた教訓である。

3) 子犬には要注意である。つい、可愛いから近付きなでたくなる。子犬がまさか狂犬とは誰も思わず油断する。その子犬が発症前の潜伏期でまだ無症状であったときに、咬まれて狂犬病になった例が多い。

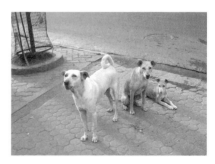

図 4.8　路上の犬（インド　コルカタ）
（撮影 加藤茂孝）

つまり、子犬が咬んだのを、じゃれて噛んだのだとまったく気にしないで放置していて発症した例である。

4) どんな年齢の犬でも、どんなに軽く咬まれた場合でも、噛まれたら狂犬病を疑いすぐにワクチンを接種すること。日本大使館へ駆け込めば、医務官のいる大使館では必ずワクチンを保管している。また、医務官がいなくてもワクチン接種に適切な病院を紹介してくれる。

5) 狂犬病が存在している国では、狂犬病ウイルスを持っているのは犬だけとは限らない。フィリピンやベトナムなどで猫に咬まれて狂犬病になった例がある。2007年2月マニラで会った、フィリピンに派遣されていた私の友人は猫に咬まれたのでただちに狂犬病ワクチンを接種したと言っていた。実際にフィリピンで猫に噛まれて狂犬病になり死亡した報告がある。その他、前述のようにコウモリ、アライグマ、ビーバーなど、動物に咬まれたらまず狂犬病を疑う。

XI. 犬の免疫こそ最大の効果

犬に狂犬病ワクチンを接種して、犬からウイルスをなくす対策が狂犬病の最良の対策である。

犬用のワクチンは1916年北里研究所の梅野信吉が実用化した。これはパスツール型のワクチンを石炭酸で不活化したものであった。日本では1951年に、このワクチンは犬用のセンプル型ワクチンに切り替えられた。

日本では犬から感染した狂犬病しか存在しないので犬への免疫が極めて有効であった。犬以外の感染動物のいる米国などの国でも、ほとんどは犬からの感染なので、犬の免疫は重要である。米国では犬由来の狂犬病の根絶を宣言している（2007年9月7日発表）。したがって、現在の米国の狂犬病は犬ではなくコウモリやアライグマなどの野生動物に咬まれて起きたものである。

しかし、世界的には狂犬病の根絶は困難を極めている。相手が犬であること、飼い主に狂犬病への関心が乏しいこと、狂犬病ワクチンの接種に費用が掛かること、地理的な限界（島国などのように犬の移動がまず起こらない国では根絶は可能であるが、陸続きの国では難しい、犬や感染した動物には国境がない）からである。

これとは別に、1986年のタイで初めて知った狂犬病の現実がある。野犬の対策を公衆衛生省の役人に尋ねたところ、「野犬狩りはやっているがなかなか効果

が出ない。捕獲された犬を留置していると、いつの間にか職員や住民が檻から解き放ってしまう」という。捕獲した犬が殺処分されるのを知っているから、生命を尊重する仏教徒である国民が殺処分を免れるように逃がしてしまうからである。犬の捕獲とその解放はいたちごっこである。

J-GRID（Japan Initiative for Global Research Network on Infectious Diseases、感染症研究国際ネットワーク推進プログラム）の東北大学・フィリピン拠点では、フィリピンにおける動物の狂犬病ウイルスの遺伝子系統樹解析から、同一のウイルスは限られた地域内で伝播していること、また伝播の範囲を決定する因子として海や山、半島といった地理的要因が重要であることを示した[*5]。つまり、狂犬病ウイルスは海や山を飛び越えて広がりにくいので、その島（あるいは地域）ごとの犬に免疫をつけていけばその地域の狂犬病の根絶は可能であるという報告を出している。こうしたワクチン戦略をより多くの地域に広げていけば、フィリピンからの狂犬病排除は原理的には可能である。残るのは費用の捻出と政府の根絶への熱意である。

XII. 輸入感染症

2006年フィリピンから2例の日本への輸入症例があった。いずれも最初は頭痛、気分がよくない、活動力減退などから両例とも風邪と診断され風邪薬を処方されている。神経症状が出て、初めてウイルス遺伝子の検出が国立感染症研究所で行われて狂犬病と診断された。問診で犬に咬まれたことが判明したのは1例で、他の1例は本人ではなく、家族から犬に咬まれたと聞いたことがあるという伝聞証拠が得られている。いずれも狂犬病の可能性を患者はまったく認識しておらず、ともに死亡した。根絶された国での狂犬病の診断の難しさである。第一、狂犬病を見たことがあるとか、診断したことのある医師はもはや日本には存在しない。

輸入感染症が増加している日本にあっては、狂犬病を含めて臨床現場で患者の渡航歴を聞くことの重要性が増している。

＊5 Saito M, *et al.*: Genetic diversity and geographic distribution of genetically distinct rabies viruses in the Philippines. PLoS Negl Trop Dis., 7:e2144, 2013

XⅢ. ［犬 → 人］以外の感染経路

1. 角膜移植

　1986 年、タイのマヒドン大学シリラート医学部のプラサート Prasert Thongcharoen 教授との会話から出てきた話がある。角膜移植でレシピエントに狂犬病が発症した例がタイから報告されていることに関して、「どうして狂犬病患者から移植したのですか？」と尋ねると、「ドナーには典型的な症状がなく、狂犬病とは診断されなかった」と答えた。

　過去、5 か国 8 人の角膜移植者に狂犬病の伝播が起こり死亡している。

2. 臓器移植

　2004 年 6 月 30 日に米国の CDC（Centers for Disease Control and Prevention、疾病対策センター）は、臓器移植後に原因不明の脳炎で死亡した 3 人のレシピエントが、狂犬病であったことを報告した[6]。ドナーは微熱を伴う精神状態の変化によりテキサス州の医療機関を受診し、くも膜下出血と診断され、48 時間後に脳ヘルニアで死亡した。ドナー適格者検査では移植禁忌事項は認められず、テキサス州ダラスのベイラー大学メディカルセンターで肝、両腎および肺が 4 人のレシピエントに移植された。肺を移植されたレシピエントは術中の合併症で死亡。他の 3 人のレシピエントは移植後 5 〜 12 日後に退院したが、術後 21 〜 27 日に再入院し、その後急激な神経症状の悪化で死亡した。3 人のレシピエントから得られた脳組織の病理学的検査で、ネグリ小体様の封入体が確認され（図 4.3）、また、直接蛍光抗体法でウイルス抗原が検出された。抗原検査では、コウモリ由来の狂犬病ウイルス変異体であることが判明した。さかのぼってドナーの血液にウイルス抗体が検出され、ドナーからの感染であったと思われた。コウモリからの感染では、症状が軽い可能性があり、死亡当時ドナーは狂犬病と疑われていなかった。

　もう 1 例報告がある。ドナーは 20 歳の空軍の整備工で、腹痛と吐き気で空軍署に行き、民間の病院に転院後、脳炎と診断されたが、狂犬病の検査は行われなかった。ドナーは 2011 年 9 月に死亡し、心臓、肝臓、腎臓をメリーランド州、フロリダ州、ジョージア州、イリノイ州の移植者に提供した。メリーランド州の

---

[6]　CDC, MMWR, 53, No.26 586-589 & No.27 615-616, 2004

男性は腎臓 1 個をもらい、その 18 か月後の 2013 年 2 月に死亡した。メリーランド州以外のレシピエントは全員ワクチン接種を受けて、狂犬病の症状は出なかった[7]。このドナーに感染したウイルスはアライグマ由来であったことが遺伝子配列から確認されている。

これ以外に臓器移植で狂犬病になった例がドイツで 1 例ある。

3. 肉　食

中国で 2007 年には狂犬病だと確認された患者は 3,302 人である。

「犬が人を噛んでもニュースにならないが、人が犬を噛めばニュースになる」というジョークがあるが、中国を中心としてアジアでは肉食による狂犬病で死ぬことがしばしばある。それは、犬に咬み付かれるためではなく、人間が犬に咬み付く（食べる）ためである。実際に中国は 1 年間で 1,800 万〜 8,000 万匹の犬を食べている。生肉を食べる際だけではなく、殺処分し、加工し、料理する際に感染することがある。

ベトナムでは「狂犬病死亡者の 70% が犬による咬傷であったが、30% が屠殺や屠殺場で感染していた」[8]。猫の屠殺の際の感染例もあった。

アジアで狂犬病のため毎年概算 3 万人以上が死亡している。しかもとりわけ中国とベトナムの患者数は多い（図 4.2）。

4. 狂犬病患者は人を咬むか？

2013 年、狂犬病患者が暴れて人を咬んだ例がインドで 2 例、コンゴ民主共和国で 1 例報告されている。インドの例では咬まれた 1 人が発症している。

かつてそういう事件が時々あって、その経験が引き継がれて、狂犬病といえば鉄格子をはめた病室に収容する（図 4.1）ということになったのであろう。

---

[7] Voral NM, *et al.*: Raccoon rabies virus variant transmission through solid organ transplantation. JAMA. 310: 398-407, 2013
[8] http://www.promedmail.org/direct.php?id=20130222.1555677

第5章 「マラリア」
―ツタンカーメンも感染、パナマ運河開通の遅れ

Ⅰ. 戦争マラリア

1. 「荒法師」玉乃海の発熱

　少年の頃、相撲好きだった私は、玉乃海太三郎（1923 ～ 1987 年）という力士を印象深く覚えている。白黒テレビさえもまだなくラジオ放送の時代である。「やぐら投げ」という豪快な投げ技を持ち、平幕で全勝優勝さえ達成した（1957 年九州場所）。その豪快な取り口から「荒法師」とあだ名されていた。この玉乃海であるが、時々高熱を発して休場する、あるいは高熱にもかかわらず出場することがあった。この熱の原因がマラリアであった。これが、私が感染症であるマラリアを知った最初である。彼は南方戦線で海軍軍属時代（1942 年ガダルカナル島）にマラリアに感染した。そのマラリアが戦後も再発したのである。マラリアが再発するものであるのも玉乃海によって、少年時代にはじめて知った。後で述べる三日熱マラリアと思われる。

　私の高校の同級生の話がある。彼の叔父が戦争末期に兵役でフィリピンに行き、マラリアにかかり何とか生きて帰ってきたけれど、すぐに亡くなったという。「戦争マラリア」の悲劇の一つの例である。

　戦中戦後の日本のマラリア流行は、500 万人といわれる南方からの復員者によって持ち込まれて、戦後の短期間に存在した。

2. 八重山諸島の悲劇

　2015 年 6 月 23 日は、沖縄戦終結から 70 周年の日であった。日本側の 188,136 人という戦死者数の多さは痛ましい限りである。避けられた死であったのではないか？　その避けられた死の一つに戦争マラリアがあったのは、あまり知られていない。

　日本国内での戦争マラリアとして知られているのは、沖縄県八重山諸島での大量のマラリアによる死亡である。1945 年 3 ～ 6 月、八重山諸島（中心は石垣島）の住民が日本軍の命令で西表島や石垣島の山間部などに疎開させられ、その多くがマラリアにかかった。八重山諸島の人口の半分にあたる 17,000 人弱が感染

し、そのうち2割の3,647人が死亡した（朝日新聞、2015年6月23日）。歴史的に日本においては、本土はシナハマダラカ（*Anopheles sinensis*）の媒介による三日熱マラリア、沖縄本島や八重山諸島の方はコガタハマダラカ（*Anopheles minimus*）の媒介による熱帯熱マラリアと考えられている。

戦後は八重山諸島でも、マラリアを媒介する蚊の駆除が進み、1962年以降は患者が確認されていない。

太平洋戦争では南方のジャングルに兵士が長期滞在したので、マラリア患者が続出した。米軍は厳重なマラリア対策を行っていたが、それでも患者は多かった。日本軍はインドネシアのジャワ島にあるオランダのキナのプランテーションを占領したが、その製品であるキニーネは自国の軍隊にほとんど配られなかった。このように、日本軍はほとんど対策をとっておらず、ガダルカナル島では15,000人、インパール作戦では4万人、フィリピンのルソン島では5万人以上がマラリアで死んだ。戦況が悪化し補給が不足して、栄養失調状態でマラリアにかかったため、一度かかると助かる可能性は少なかった。日本軍の死亡原因の一位は戦闘によるものではなくて、マラリアであったとさえ言われている。

Ⅱ．いつから存在したのか？

1．50万年前？

マラリアの人類への侵入は、天然痘、麻疹、コレラなどよりも古いものと考えられている。50万年前という指摘がある（ソニア・シャー著、夏野徹也訳：『人類50万年の戦い―マラリア全史』太田出版、2015）。現生人類の共通先祖の発祥の地であるアフリカ大陸で起こったことである。最初に侵入したのは四日熱マラリアだったらしい。その後に三日熱マラリアが入った。

イタリアの都市の多くが、丘の上に作られているのは、低湿地がマラリアの多発地帯であることを恐れた結果であったと言われている。

日本の古典には、しばしば瘧・瘧病（おこりやまい／ぎゃくびょう）と称される疫病が登場する。『大辞泉』（第二版、2012、小学館）によれば、「おこり」とは、〈隔日また周期的に起こる意〉であり、間欠的に発熱し、悪寒や震えを発する病気である。現在の三日熱マラリアを指すと考えられている。勿論、すべての瘧が本当にマラリアであったかどうかはわからない。養老律令（718年編纂、757年施行）の医疾令では、典薬寮に瘧の薬を備えておく規定がある。『和名類聚抄』（931～938年、源 順が編纂）には別名として「和良波夜美」「衣夜

92　　　第5章「マラリア」

美」が記載されている。前者は童（子供）の病気、後者は疫病の意味であると考えられている。

『源氏物語』の「若紫」の巻では光源氏が瘧を病んで加持のために北山を訪れ、通りかかった家で、恋焦がれる藤壺の面影を持つ少女（後の紫の上）を垣間見る場面が出てくる。

近代以前には主に西日本の低湿地帯において流行がみられた。歌舞伎の『助六由縁江戸桜』の口上にも「いかさまナァ、この五丁町へ脛を踏ん込む野郎めらは、おれが名を聞いておけ。まず第一、瘧が落ちる」とある。

日本で報告制度ができた明治時代からマラリア患者発生がわかっている。北海道の深川市の屯田兵とその家族にマラリアが流行し、1900年には人口約 8,200人のうち約 1,500人が感染した。南方の宮古島、八重山諸島では、昭和の初めに100 ～ 1,500人の症例報告があった。また、本州では福井、滋賀、石川、愛知、富山で患者が多く、福井県では大正時代は毎年 9,000 ～ 22,000人の症例が、1930年代でも 5,000 ～ 9,000人の症例が報告されていた。

第二次世界大戦後は、1946年の 28,200人をピークに 1951年には 500人未満に減少し、国内感染例は急速に見られなくなった。

2. アレキサンダー大王と平清盛の死因？

古代ギリシャの英雄アレキサンダー大王 Alexsander（紀元前 356 ～ 323年）は、熱病で亡くなった。この事実は、プルターク Plutarchus（英語では Plutach 46/48 ～ 127年頃）の『英雄伝』によって古くからよく知られていた。そして、熱帯のバビロンで亡くなったことから、その原因はマラリアであると長く考えられてきた。

これに異論を唱えたのがウエストナイルウイルス原因説である（前作 9章参照）。イシュタル門からバビロンへ入場する時に、門の上にいたカラスが死んで大王の足元に落ちた記述があった。ウエストナイルウイルスがカラスなどを媒介にして広く北米大陸に広がった 1999年の出来事から、アレキサンダー大王の死因も今ではマラリアではなくウエストナイルウイルス説が有力である。

海外のみならず、平家物語によれば、日本の平清盛（1118 ～ 1181年）もまた熱病で死んだ。

入道相国病憑き給へる日よりして、湯水も喉へ入れられず、身の内の熱きことは、火を焚くが如し。伏し給へる所、四五間が内へ入る者は、熱さ堪へ難

し。ただのたまふ事とては、「熱た熱た」とばかりなり。まことにただごととも見え給はず。あまりの堪へ難さにや、比叡山より千手井の水を汲み下し、石の舟にたたへ、それに下りて冷え給へば、水おびただしう沸き上がつて、ほどなく湯にぞなりにける。もしやと筧の水を撒かすれば、石や鉄などの焼けたるやうに、水ほとばしつて寄り付かず。(略) もしや助かると、板に水を置きて、伏し転び給へども、助かる心地もし給はず。同じき四日の日、悶絶擘地して、終に熱ち死にぞし給ひける(『平家物語』より入道死去)。

この話をもとに『清盛の医者は裸で脈を取り』と江戸時代に川柳が作られた。

　彼の死因もまた、上記のような異様な「熱病」というイメージから、長くマラリアであると考えられていた。マラリアだとすると日本の地理上から三日熱マラリアであろう。しかし、悶絶擘地などの症状を考慮してインフルエンザ、あるいはインフルエンザ脳症や髄膜炎の可能性も考えられ始めている。また、『医心方』研究者の槇佐知子に直接伺ったところ、感染症ではなく、当時の医学書『医心方』に基づく石薬(鉱物を混ぜ合わせた薬)の副反応であるという。枯れる草木を原料とする薬(草薬)は即効性があるが、永遠性については枯れない金石玉丹(石薬)に遠く及ばないという中国の考えが日本へも入り、特に王朝貴族の間で重用された。金、銀、水銀、ヒ素などを含む場合が多い。その石薬の副反応の一つに異常な高熱がある。そしてこの副反応の治療には、体を冷やすのがよいとされており、平家物語の記述はこれに一致する。

　かつては、熱病といえばそれはマラリアだと言われてきたが、この2例のようにそれほど単純なものではないことがわかってきた。

3. マラリアが死因と思われる著名人

　歴史上有名な人も多くマラリアで亡くなっている(表5.1)。これは19世紀や20世紀初頭の著名人の結核死と似ている。20世紀中半以前は、人々の死因の大半は感染症であった。

・ツタンカーメン Tut-ankh-amun (紀元前1333頃～1324年頃) ミイラの医学的な研究が、2010年に行われた。X線のCTスキャンで左足首と左大腿骨の骨折が判明し、化学的解析でマラリア原虫の遺伝子の断片が見つかり、彼はマラリアに感染していたことが判った。骨折とマラリアで亡くなったと思われる。少なくとも、マラリアに感染していたのは間違いない[*1]。

・一休宗純 (1394～1481年)。大徳寺住職。後小松天皇の落胤と言われている。

表 5.1 マラリアが死因と考えられている歴史上の人物

氏 名	生没年	国	メ モ
ツタンカーメン Tut-ankh-amun	紀元前 1333 ？ ～ 1324 ？	古代エジプト	骨折もあり
ゲルマニクス・ユリウス・カエサル Germanicus Julius Caesar	紀元前 15 ～ 19	ローマ帝国	シリアで死亡
オットー 2 世 Otto Ⅱ	955 ～ 983	神聖ローマ帝国	イタリアで死亡
ダンテ・アリギエーリ Dante Alighieri	1265 ～ 1321	フィレンツェ 共和国	『神曲』の作者
一休宗純	1394 ～ 1481	日本	大徳寺住職。後小松天皇の落胤
アレクサンデル 6 世 Alexander Ⅵ	1431 ～ 1503	ローマ教皇庁	チェザーレ・ボルジアの父
カミッロ・ディ・カヴール Camillo di Cavour	1810 ～ 1861	イタリア王国	初代首相
ファウスト・コッピ Angelo Fausto Coppi	1919 ～ 1960	イタリア	自転車レーサー アフリカのオートボルタで感染
マザー・テレサ Mother Teresa	1910 ～ 1997	マケドニア	コルカタで死亡

酬恩庵（京都府京田辺市、通称一休寺）においてマラリアで死去。

・マザー・テレサ Mother Teresa（1910 ～ 1997 年）1997 年 4 月、転倒して首の骨にひびが入り、8 月にはマラリアにかかった。すでに心臓の状態が悪化していたため、コルカタで死去。

4. マラリアの語源

　Malaria の語は、イタリアの医師トルティ Francisco Torti（1658 ～ 1741 年）が初めて使用した。語源は、イタリア語の mala aria（bad air）、つまり悪い空気からきている。これの短縮形が malaria である。インフルエンザは地球外から来たものと思い、風疹は風が運んだものと思い、マラリアは悪い空気のせいと思い、目に見えない得体の知れない病原体への人々の感覚は、時代や地域を問わず同じである。

＊1　Hawass Z, *et al.*: Ancestry and Pathology in King Tutankhamun's Family. JAMA, 303: 638-647, 2010

Ⅱ. いつから存在したのか？　　95

Ⅲ. 病原体

1. ヒトには4種のマラリア

病原体は単細胞生物であるマラリア原虫（*Plasmodium*、図5.1）である。

フランスのラヴラン Charles Louis Alphonse Laveran（1845〜1922年）は、1880年にマラリア原虫を発見した。その後のリーシュマニア *Leishmania* およびトリパノソーマ *Trypanosoma* の原虫の研究成果を合わせて1907年ノーベル生理学・医学賞受賞。

マラリア原虫はハマダラカ（*Anopheles*）属の蚊（図5.2）によって媒介されるが、これは英国のロス Ronald Ross（1857〜1932年）が、インド医務官の職にあった1881〜1899年の間マラリアの研究を行い、1898年、マラリア原虫がハマダラカの胃にいることを証明した。彼がそれを見いだした8月20日は「蚊の

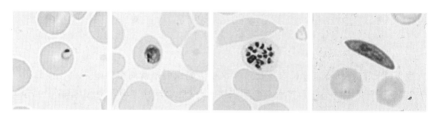

図5.1 ヒト赤血球に感染した熱帯熱マラリア原虫（ギムザ染色）
左より、リング、トロフォゾイト、シゾント、雌性生殖母体
（提供 堀井俊宏）

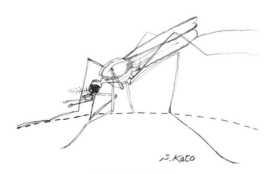

図5.2 ハマダラカ
尾を上にして刺す姿勢がシマカなどの他の蚊と異なる
（絵 加藤茂孝）

日」に指定されている。1902年ノーベル生理学・医学賞を受賞している。近年マラリア原虫から植物細胞が持つ葉緑体が進化した色素体様の細胞小器官が発見された。祖先は渦鞭毛藻類と同じ光合成生物であったと考えられている。この水中のマラリア原虫の先祖の藻類が水の中に産み落とされた蚊の卵や幼虫（ボウフラ）と親しくなっていき、成虫となって空中へ飛び立つ蚊に同行するような変化が長い間に起きたものと考えられている。

かつて、ヒトのマラリアには四つの種類があった。熱帯熱マラリア（*Plasmodium falciparum*）、三日熱マラリア（*P. vivax*）、四日熱マラリア（*P. malariae*）、卵形マラリア（*P. ovale*）である。このうち、熱帯熱マラリアが最も重篤で、死亡率も高い。

2. サル起源

サルマラリアの一種である *P. knowlesi* は顕微鏡検査では四日熱マラリアと区別が難しいため従来ほとんど報告例はなかったが、近年 PCR（polymerase chain reaction、ポリメラーゼ連鎖反応）で確実な判断ができるようになり、症例が多数報告されるようになった[*2]。したがって、*P. knowlesi* はヒトに感染する第五のマラリアと言われるようになった。マラリア原虫の系統樹を図に示す（図5.3）。

2015年5月のマレーシアからの報告によれば、マラリア患者のうち66%（2584人）は上記のサルマラリア *P. knowlesi* に由来するという。さらに、他のサルや類人猿が持つマラリアとヒトマラリアとの遺伝子の比較から、ヒトに感染するすべてのマラリアはサルまたは類人猿起源である可能性が高いことがわかってきた。現在では、サルとの共通先祖からヒトが進化した後で、三日熱、四日熱、卵形マラリア原虫はヒトについてきたものと考えられ、熱帯熱マラリア原虫は、いったんゴリラについていって、そのあとヒトに戻ってきたと考えられている。原虫感染症であるマラリアもまた人獣共通感染症であった。

前述のようにヒトマラリアはヒトを宿主に特異的に分化しているが、ゴリラ、チンパンジー、オランウータン、ヤブネズミ、ヤマアラシ、モモンガ、キジ、ヤケイ（野鶏)、トカゲやヘビにさえ存在する。

[*2] Singh B, *et al.*: A large focus of naturally acquired Plasmodium knowlesi infections in human beings. Lancet, 363: 1017-1024, 2004

Ⅲ. 病原体　　97

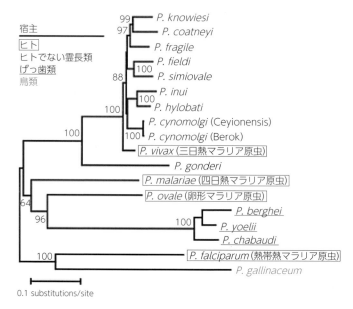

図 5.3 マラリア原虫の系統樹
(提供 有末伸子)

3. 複雑な生活環

　マラリア原虫は脊椎動物で無性生殖を、昆虫で有性生殖を行う。したがって、ヒトは最終宿主ではなく中間宿主である（図 5.4）。ハマダラカで有性生殖を行って増殖した原虫は、スポロゾイト（sporozoite。胞子が殻の中で分裂して外に出たもの）として唾液腺に集まる性質を持つ。このため、この蚊に吸血される際に蚊の唾液と一緒に大量の原虫が体内に送り込まれる。血液中に入ると 45 分程度で肝細胞に取り付く。肝細胞中で 1 ～ 4 週間かけて成熟増殖し、分裂小体（メロゾイト、merozoite）が数千個になった段階で肝細胞を破壊し赤血球に侵入する。赤血球内のヘモグロビンを栄養にして増殖する（図 5.5）。赤血球内で 8 ～ 32 個に分裂すると赤血球を破壊して血液中に出る。分裂小体は新たな赤血球に侵入し、このサイクルを繰り返す。

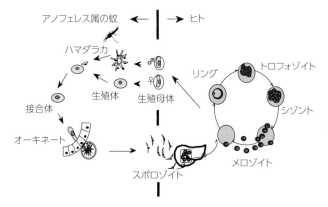

図 5.4　熱帯熱マラリア原虫の生活環
(提供　堀井俊宏)

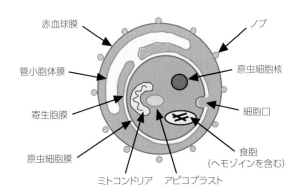

図 5.5　赤血球内の熱帯熱マラリア原虫
(提供　堀井俊宏)

Ⅳ．症状と回帰性

　高熱や頭痛、吐き気などの症状を呈する。悪性の場合は脳マラリアによる意識障害や腎不全などを起こして死亡する（図 5.6）。
　発熱などの症状が繰り返されるのは以下の理由による。マラリア原虫が赤血球で増殖して赤血球内のヘモグロビンを消化するが、後に残ったヘムを重合した結晶であるヘモゾイン（haemozoin）が自然免疫を刺激して発熱、悪寒、震えなど

の症状を出す*3。このヘモゾインの処理が一段落すると症状は治まる。増殖して放出されたマラリア原虫が次の赤血球を破壊して、ヘモゾインが出ると再び症状が出る。発熱の原因には、他にも赤血球から放出されたマラリア原虫（メロゾイト）を異物と認識した免疫反応による発熱もあると考えられる。

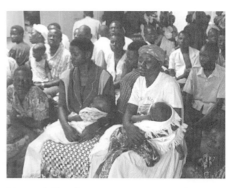

図5.6 ウガンダのマラリアクリニックを訪れる脳性マラリアの幼児
(提供 堀井俊宏)

三日熱マラリアと卵形マラリアは48時間ごと、四日熱マラリアは72時間ごとに発熱と解熱を繰り返すが、いずれも発症初期では毎日発熱する。熱帯熱マラリアの場合には周期性は薄い。これは、他の3種類のマラリアに比べて赤血球内での増殖の同調性がよくないためである。

V. 媒介する蚊

ハマダラカ属以外の蚊はマラリア原虫を媒介できない。また、そのハマダラカ属は世界中に430種類もいるが、その内の70種類ほどがマラリア原虫を媒介できる。吸血するのは雌の蚊だけである。これは赤血球を卵の栄養にするのが目的だからである。そしてマラリア原虫を持つ蚊が人を刺したときに、蚊の唾液の中に含まれるマラリア原虫が刺された人の血中に入ることから感染が成立する。

VI. マラリアに対抗するためのヒト遺伝子の変異

マラリア原虫は人類集団に大きな影響を与えてきた。それは、種々のヘモグロビン異常症が自分自身の生存には不利になるにもかかわらず、マラリアに抵抗性を示す利点があったので集団に残されてきたことからわかる。つまり、人類がマラリアに対抗して生き残るために、遺伝子自らが変異してきた結果である。

---

*3 Coban C, et al.: Toll-like receptor 9 mediates innate immune activation by the malaria pigment hemozoin. J Exp Med., 201: 19-25, 2005

1．鎌状赤血球症

鎌状赤血球症を引き起こす遺伝子型は熱帯アフリカ、地中海沿岸部、中東に多く分布する。この病気では赤血球の形が、本来の扁平の球体（円盤のような）ではなく、三日月形をしている。見方によっては、農作業で使う鎌のように見えることから名付けられた。

鎌状赤血球因子を両親から受け継ぐと貧血、呼吸困難など重篤になるが、片方の親からの場合では軽微な異常が多い。熱帯熱マラリア原虫はこの両方の赤血球に侵入できるが、遺伝子型がA/Sのヒトでは重症化せず、死亡することはない。鎌状赤血球は脆弱で、原虫が侵入すると赤血球を破壊して溶血するのでマラリア原虫が増殖できなくなる。他の地域では通常存在しない鎌状赤血球因子の頻度がアフリカ大陸の地域によっては、20％を超えるが、マラリアのないアフリカ系米国人では減少している。

2．地中海貧血

ヘモグロビンα鎖やβ鎖がなくなる地中海貧血症（サラセミア、thalassemia）は地中海沿岸部から中東、インド亜大陸、東南アジアと広くベルト状に分布するが、これを持つ赤血球もマラリアに抵抗性を示す。

3．G6PD（グルコース6-リン酸脱水素酵素）欠損症

マラリアの分布地域に多く、マラリア抵抗性があると考えられている。

4．楕円赤血球症（Ovalocytosis）

パプアニューギニアなどメラネシアでは赤血球が卵形になるオバロサイト（ovalocyte）が高頻度に分布し、マラリアに抵抗性がある。

5．ダフィー抗原陰性

三日熱マラリア原虫は赤血球膜タンパク質であるダフィー（Duffy）抗原（＋）を赤血球侵入のレセプターとすることがわかっているが、西アフリカではダフィー抗原（－）が圧倒的であるので、三日熱マラリアがほとんどない。

Ⅶ．パナマ運河の成功は蚊の対策の成功

1869年レセップス Ferdinand Marie Vicomte de Lesseps（1805〜1894年、フ

ランス）は、スエズ運河の開通に成功した。完成当時 164 km、深さ 8 m であっ
たが、改修を重ねて 2010 年では、193 km、深さ 24 m になっている。南北の交
互一方通行であるが、途中 4 か所ですれ違い可能である。いくら平地の砂漠地帯
を掘り下げただけとはいえ、熱帯地方でのこの長さは難工事であった。1858 年
のスエズ運河会社設立から 11 年かかっている。開通を記念してエジプト総督パ
シャ Ismail Pasha（1830 ～ 1895 年）からヴェルディ Giuseppe Fortunino
Francesco Verdi（1813 ～ 1901 年）へ作曲の依頼がありオペラ『アイーダ』が
1871 年に初演されている。長い間の懸案であった、地中海とインド洋をつなぐ
海の道がついに完成した。ヨーロッパからアジアまでは、アフリカ最南端の喜望
峰を回って遠路はるばる行くしかなかった時代の人々にとっては、文字通り新時
代を切り開く画期的な大事業であった。しかし、その一方で不幸なことに、この
開通以後、ヨーロッパ諸国によるアフリカ大陸の植民地化が加速されている。こ
のように人の行う事業の結果には裏と表がある。

　この成功に気をよくしてレセップスは、1880 年太平洋と大西洋をつなぐ海の
道の開削に挑んだ。二つの大洋の直線距離が短いパナマ地峡を運河の候補地とし
て選んだのは当然である。しかし、彼にとって二匹目のどじょうはいなかった。
彼には、スエズ運河のときとは異なり大きな二つの難題が降り注いだ。一つは、
二つの大洋の間に高低差のあることである。単純な掘削工事ではうまくいかな
い。陸地の湖をつないでいくという方針は正しかったが、大洋間だけでなく海面
と湖の間の標高が異なってさえいた。二つ目には、マラリアと黄熱で作業員の発
症・死亡が続出したことである。艱難辛苦を重ねたが、レセップスは 1889 年事
業をあきらめた。

　この後を受け継いだのが米国である。1903 年コロンビアからパナマ共和国を
独立させた。そして、一つ目の問題であった地形による難題は、閘門を使用し
て、船が通るたびに水面の高さを段階的に調節して解決した。高さ調節が必要な
ので、船の通過には平地の時とは違って時間がかかることになる。二つ目の熱帯
感染症については、その原因が蚊媒介性のマラリアと黄熱であることから、徹底
的に蚊の駆除に取り組み、1905 年に解決した。この蚊媒介性感染症の問題解決
の功労者が陸軍軍医のゴーガス William Crawford Gorgas（1854 ～ 1920 年）で
あった。彼は米国の陸軍軍医で 1898 ～ 1902 年にキューバのハバナ、1904 年に
パナマ運河の衛生監視官となって、この地方から黄熱とマラリアをほとんど排除
することに成功した。1914 年、軍医総監に就任。

102　　　　第 5 章「マラリア」

二つの難問解決で 1914 年パナマ運河が開通した。その後長くパナマ運河は米国の管理下に置かれていたが、1999 年パナマに返還された。長さ 80 km、1 番浅い所で 12.5 m である。

ゴーガスのハバナ赴任中の 1900 年に、陸軍軍医リード Walter Reed（1851 ～ 1902 年）が黄熱対策の為に派遣されてきた。そして 1901 年キューバの眼科医フィンレー Carlos Finlay（1988 ～ 1933 年）との人体実験により黄熱が蚊で伝染することを突き止めている。ゴーガスによる蚊の対策の徹底はこれらの知見を基にしている。

現在米軍の陸軍軍医学校にはウォルターリード研究所があり、現在でも感染症の研究・対策で重要な活動をしている。また、その後 1942 年にマラリア対策の効果的な実施の為に米国の CDC（Centers for Disease Control and Prevention、疾病対策センター）が設立されている。CDC の最初の名称は Office of National Defense Malaria Control Activities である。その後、たびたび名称を変更し、組織を拡大して現在に至っている。つまり、今や世界の感染症を広く扱っている米国の CDC は、最初はマラリア対策からスタートしている。

パナマでは、その当時のマラリア死亡の中心であった熱帯熱マラリアは排除したが、三日熱マラリアの流行は残った。

Ⅷ. マラリアの現状

1. 流行地域

現在のマラリア流行地を示す（図 5.7）。97 か国で流行しており、世界保健機関（WHO）の推計（2013 年）によると、年間 1 億 9,800 万人の罹患者と 58 万 4 千人の死亡者がある。死亡例の 90％はアフリカ、それもサハラ以南のアフリカである。そこでの 5 歳未満の小児の死亡の 78％の原因がマラリアである。アフリカ以外に、アジアや南太平洋諸国、中南米でも多くの発生がみられる。重症化しやすく致死率も高い熱帯熱マラリアは、アフリカやアジア・太平洋の熱帯地域が流行の中心（図 5.8[*4]）だが、三日熱マラリアは、南米、東南アジアなどに多い（図 5.9[*5]）。韓国や中国といった温帯地域でも問題になっている。図 5.8 と 5.9

[*4] Gething PW, *et al*.: A new world malaria map : Plasmodium falciparum endemicity in 2010. Malar J. 10 : 378-393, 2011

[*5] Gething PW, *et al*.: A Long Neglected World Malaria Map : Plasmodium vivax Endemicity in 2010. PLoS Negl. Trop. Dis., 6: e1814, 2012

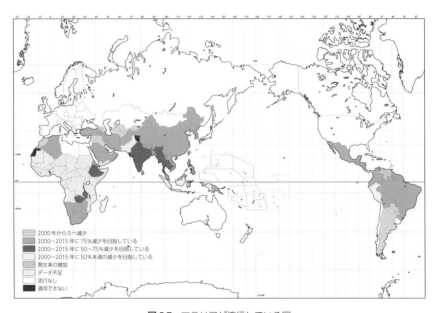

図 5.7　マラリアが流行している国
(WHO：Global Health Observatory (GHO) data　http://www.who.int/gho/malaria/en/ を基に作成)

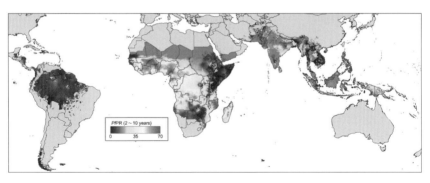

図 5.8　熱帯熱マラリアの流行地（2010 年）
(出典　Gething PW et al.: A new world malaria map: Plasmodium falciparum endemicity in 2010. Malaria Journal, 10:378, 2011)

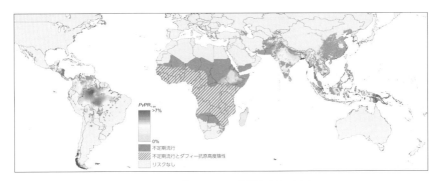

図 5.9　三日熱マラリアの流行地（2010 年）
(出典　Gething PW *et al*.: A Long Neglected World Malaria Map: Plasmodium vivax Endemicity in 2010. PLoS Neglected Tropical Diseases, 6: e1814, 2012)

の比較から、一口にマラリアといっても、2種類のマラリアの分布が大きく違うことがわかる。赤血球表面に三日熱マラリアのレセプターであるダフィー抗原を持たない黒人は遺伝的に三日熱マラリア原虫に感染しにくく、従来、三日熱マラリアの流行は、アフリカではないとされたが、アジア系住民の流入増加もあり、東アフリカを中心に報告されるようになった。熱帯熱マラリアと三日熱マラリアの両方がみられる地域では、マラリア対策が進み、流行の中心が熱帯熱マラリアから三日熱マラリアに移り、現在、東南アジアや中南米ではマラリア患者の総数が減少するとともに、相対的に三日熱マラリアの比率が増している。卵形マラリアや四日熱マラリアは、熱帯熱マラリアや三日熱マラリアに比べて感染者は少ない。

　旅行医学の領域でもマラリアは重要な疾患で、全世界では、旅行者が帰国してから発症する例が年間約3万例あるとされている。マラリアに対して免疫がない旅行者では、診断・治療の遅れは致命的であるので、的確な早期対応が求められる。日本国内での報告数は、1990年代は増加傾向を示し、2000年には年間154例に達したが、最近は年間50～70例で推移している（表5.2）。国内での報告は輸入例に限られるが、推定感染地域の流行事情を反映し、アジア地域での感染例では三日熱マラリア、アフリカ地域での感染例では熱帯熱マラリアが多い。輸血（保存血、血小板、交換輸血）、針刺し事故などによる感染も起こり得る。日本国内では、1991年の輸血マラリア（狩野繁之・鈴木守：日本熱帯医学会雑誌、22：193-198、1994）を最後に、輸入例以外の報告はない。また、マラリア原虫を媒

介するハマダラカは、日本国内にも生息している。

2000年以降、対マラリア政策が次第に成功し始めてきた。WHOの2017年の推計によれば、2010年から2016年の間に、死亡者が32％減少した。アフリカでの31％減少が大きく貢献している（WHO『2017年版世界マラリアレポート』）。3年古いデータであるが、サハラ以南のアフリカでは、2歳から10歳の子供の感染率は、2000年の26％から2013年の14％へと低下している。死亡率も、5歳未満児についてみれば、世界全体で53％、アフリカでは58％の減少と推定されている（WHO『2014年版世界マラリアレポート』）。

表5.2　日本におけるマラリア報告数

年	日本におけるマラリア報告数				
	三日熱	四日熱	卵形	熱帯熱	不明
1999	52	0	3	43	14
2000	57	2	6	64	25
1	39	1	4	54	11
2	35	2	3	38	5
3	40	2	6	30	0
4	34	1	7	32	1
5	25	2	2	38	0
6	21	2	4	31	4
7	25	0	2	23	2
8	18	1	1	35	1
9	14	0	1	37	4
10	22	1	5	42	4
11	29	3	1	44	1
12	19	2	4	40	7
13	7	2	2	29	7
14	11	0	4	42	3
15	8	2	1	26	3
16	4	1	3	36	7

（国立感染症研究所：発生動向調査年別報告数一覧（全数把握）
https://www.niid.go.jp/niid/ja/survei/2085-idwr/ydata/
7310-report-ja2016-20.html）

2. 医療インフラや衛生環境のレベルと流行

マラリアは蚊が年間を通じて生育できる熱帯でのみ流行するものであろうか？　蚊の対策が十分に行えないと亜熱帯、温帯でさえ流行する。温帯に属する朝鮮半島にある北朝鮮ではマラリアが常在している。韓国にも患者の発生報告がある。

三日熱マラリア原虫は、冬季の寒さで蚊の成虫が年中生存できる条件がなくとも、感染したヒトの肝臓細胞内で長期間生存（休眠状態）できるように生活環を変えてきた。つまり、肝臓内では分裂しないヒプノゾイト（hypnozoite）として休眠し、夏場になると肝細胞内で分裂／増殖を始める。これが冬季は寒冷になる地でもマラリアが発生する理由である。

熱帯地方でも、蚊の対策を徹底して行っている国（例えばシンガポールなど）はマラリアの発生が少なく抑えられている。医療インフラの整備や公衆衛生行政が機能的に行えるかどうかで、マラリアのみならず、感染症の流行の有無や程度

は左右される例である。

3. 三大感染症

WHO が定める三大感染症はエイズ、結核、マラリアである。いずれの感染症も患者数が多く、流行地域が広いことから指定されている。マラリア根絶にはさらなる世界的な取組みが必要と思われることから、世界マラリアデー（World Malaria Day：4 月 25 日）は、全世界で行われているマラリア制御の努力を互いに認識する機会として、2007 年 5 月、WHO によって制定された。同じように、世界結核デー（3 月 24 日）、世界エイズデー（12 月 1 日）が制定されている。

中低所得国におけるこの三大感染症対策に資金を提供する機関として、世界エイズ・結核・マラリア対策基金（グローバルファンド）が 2002 年 1 月、スイスに設立された。

グローバルファンドは、G7 をはじめとする各国の政府や民間財団、企業などから大規模な資金を調達し、中低所得国が自ら行う三大感染症の予防、治療、感染者支援、保健システム強化に資金を提供している。国連内の基金とか個人や企業の出資による民間財団ではなく、官民パートナーシップによることが大きな特徴である。このグローバルファンドの戦略・投資・効果局長に長年ユニセフなどで活躍した國井修が 2013 年に就任している。

Ⅸ. 抗マラリア薬の開発 （表 5.3）

1. キナ（quina）

南アメリカ原産のアカネ科の薬用樹木。以前は、キニーネ製造の原料。ヨハン・ダビット・ウィース Johann David Wyss（1743 ～ 1818 年）原作の『スイスのロビンソン』をアニメーション化した『ふしぎの島のフローネ 家族ロビンソン漂流記』（1981 年）では、マラリアにかかったフローネを治すために、医師である父親がキナを探し求めるエピソードが出てくる。

2. キニン（quinine）

キナの樹皮に含まれるアルカロイドでキニーネとも呼ばれる。マラリアの特効薬としてヨーロッパ諸国によるアフリカ進出の時代から第二次世界大戦頃までは大変重要であった。その後、キニーネの構造を元にクロロキンやメフロキンなどの人工的な抗マラリア薬が開発され、副作用が強いキニーネの使用は減ってき

表 5.3　抗マラリア植物と抗マラリア薬

名　称	材　料	メ　モ
キナ	南アメリカ原産のアカネ科の薬用樹木	キニーネ製造の自然原料
キニーネ	キナの樹皮に含まれるアルカロイド	クロロキンやメフロキン耐性マラリアに使用
クロロキン	合成品	クロロキン耐性マラリア有
メフロキン	合成品	メフロキン耐性マラリア有
アルテミシニン	クソニンジン (*Artemisia annua*) から分離・命名	クソニンジンは漢方薬 多剤耐性熱帯熱マラリアにも有効
マラロン	アトバコンとプログアニルの合剤	赤血球内マラリア原虫の成長阻害 主に予防用

(日谷明裕，ほか：マラリアに対する治療薬、臨床免疫・アレルギー科 62：447-454、2014 から作成)

た。しかし、キニーネは内服薬としては使用されなくなったが、重症マラリアの場合にはドキシサイクリン（doxycycline）とともに点滴静注として特効性があり、国内外で使用されている。また、東南アジアおよび南アジア、アフリカ、南アメリカ中北部といった赤道直下で熱帯熱マラリアにクロロキンやメフロキンに対する耐性原虫が増え、現在では再び治療に利用されている。

　また強い苦味を持つので、トニックウォーターに苦味剤として添加されている。

3．クロロキン（chloroquine）

　1934 年にドイツで合成されたが、毒性の強さから実用化されなかった。しかし、太平洋戦争中日本がインドネシアのプランテーションを占領したため、米国ではキニーネが入手できなくなり、4 万種類の化合物をスクリーニングし、1943 年に米国で抗マラリア薬として市販された。現在ではクロロキン耐性のマラリア原虫が世界に蔓延したためクロロキンが用いられることは少なくなった。

　このクロロキンについては、1959 年にクロロキン網膜症という重篤な副作用が報告された。これはマラリアとは関係なく、日本では、慢性腎炎や、癲癇などに効果があるとされた（実際はこれらに対し効果はなかった）ことからクロロキンが 1955 年頃から使用され、薬害患者の大量発生につながった。

　これは、クロロキンの長期投与により眼底黄斑が障害され、網膜血管が細くなり視野が狭くなってしまうことによる。クロロキン網膜症には治療法が無く、薬の服用を中止しても視覚障害が進行する。日本でのクロロキン網膜症患者は

108　　　第 5 章「マラリア」

1,000 人以上に及んだ。米国での報告や警告があったにもかかわらず、適切な対応が取られなかったために、被害を拡大するという残念な経過をたどった。なお、全身性エリテマトーデス、関節リウマチの治療薬として有効性と安全性が認められ、日本以外の世界各国では広く使用されている。

4. メフロキン（mefloquine）

内服薬として用いる。キニーネに類似の化学構造を持つ物質として 1970 年代に米国のウォルターリード陸軍研究所で開発された。

5. アルテミシニン（artemisinin）

多剤耐性をもつ熱帯熱マラリアにも効果がある。古くから漢方薬として利用されていたヨモギ属の植物のクソニンジン *Artemisia annua* から分離されたのでその学名をとって命名された。この植物の中国名から、チンハオス（青蒿素）ともよばれる。アルテミシニン系薬として複数種類が存在する。WHO が推奨して、ほとんどのサハラ以南のアフリカ諸国で使用され、現在マラリアによる死亡者がこの 10 年で劇的に減少しているのは、この薬のお陰である。2015 年のノーベル生理学・医学賞が寄生虫への薬剤の開発に授与されたが、イベルメクチン（ivermectin）開発の大村智、キャンベル William C. Campbell とともにアルテミシニン開発のトゥ Youyou Tu（屠呦呦、中国）に与えられた。

6. マラロン（malarone）

アトバコン（atovaquone）とプログアニル（proguanil）の合剤である。治療薬であるが、主に予防薬として使われている。赤血球内に寄生したマラリア原虫の成長を妨げる。価格は日本国内で安く設定されたので、治療用としてはそれほど高価ではないが、予防用として毎日投与となると、メフロキンの週 1 回に比べて、たいへん高くつく。

私も 2011 年アフリカに調査で行ったときに予防用に処方されて持参したが、たいへん高価であった。しかし、マラリアにかかることを思えば、価格は問題ではない。

7. 抗マラリア薬の一斉投与は有効か？

2014 年中国が、インド洋の小島で抗マラリア薬を一斉投与して、その島での

マラリア発生率を劇的に減少させた。そして、マラリアワクチンよりも、抗マラリア薬の一斉投与の方がマラリア排除には効率的かつ安価であると主張している。抗マラリア薬の体内保持期間や新たに出生する世代に対してはどうするかなど、2年目以降の対策に問題が残る。小規模では劇的な効果をもたらすだろうが、この方式では、大規模、大地域の対策には、問題があると指摘されている。

X．マラリア対策の現状と問題点

1．現状
1）抗マラリア薬による予防内服、および治療用投薬を基本とする。
2）殺虫剤の散布による媒介蚊の駆除、および殺虫剤を含む蚊帳（オリセット®ネット Olyset® Net）の使用を推奨している。

2．問題点
1）薬剤耐性マラリア原虫が出現して、主要な抗マラリア薬が無効となりつつある。その影響で1981年以降2000年頃まで、マラリア患者数は増加の一途であった。特に1995年以降の患者数増加は、耐性マラリアが原因である。また、抗マラリア薬の開発や使用方法に問題があることが指摘されている。

「叡智を集めた抗マラリア剤の開発を進めておきながら、それを適応する際には個人や資本の利益が最優先されました。薬剤は患者の救世主ではなく商品として扱われました。薬剤管理が適切に行われなかったり、有効量以下の投与が行われたり、あるいは二剤併用投与が守られなかったりして、薬剤耐性原虫の発生を加速させたのです」（ソニア・シャー著、前掲書）。

しかし、2000年以降は、種々の対策の効果が総合的に出始め、患者数と死亡率がともに大きく減少してきた。
2）殺虫剤に対する耐性を獲得したハマダラカが出現している。DDT（dichloro-diphenyl-trichloroethane、ジクロロジフェニルトリクロロエタン）は、かつて使われていた有機塩素系の殺虫剤である。

1873年にオーストリアのツァイドラー Othmar Zeidler によって合成され、1939年にスイスのミュラー Paul Hermann Müller（1899〜1965年）によって殺虫効果が発見された。ミュラーはこの功績によって1948年にノーベル生理学・医学賞を受賞している。その後、第二次世界大戦によって日本の除虫菊の供給が途絶えた米国で実用化された。非常に安価に大量生産ができるう

えに少量で効果があり、ヒトや家畜に無害であるように見えたため爆発的に広まった。

　日本では、戦争直後の衛生状況の悪い時代、米軍が持ち込んだ DDT による、シラミなどの防疫対策として初めて用いられた。外地からの引揚者や、一般の児童の頭髪に粉状の薬剤を浴びせる防除は、戦後の風景であった。また、米軍機から市街地に空中撒布されたこともあった。衛生状態が改善した後は、農業用の殺虫剤として利用された。

　戦後、米国から日本に輸出されたものは、連合国軍最高司令官総司令部（GHQ）からの援助として特別に許されたものであった。そのため、日本の農薬会社は、次第に BHC（ベンゼンヘキサクロリド）に代えていった。日本では 1971 年 5 月に DDT の農薬登録が失効した。

　2007 年時点で主に製造している国は中国とインドで、発展途上国に輸出されマラリア対策に使われている。農薬としても一部では使用されており、残留農薬となった DDT が問題になることがある。DDT の分解物の DDE、DDA は非常に安定しており、分解しにくく環境中に長く留まり影響を与える可能性があり、また食物連鎖を通じて生体濃縮されることがわかっている。

3. 成功した対策

　オリセット®ネットは、殺虫剤のピレスロイド（pyrethroid）を練りこんだ蚊帳である（図 5.10）。住友化学株式会社が開発して、蚊媒介性感染症とくに熱帯におけるマラリア予防に大きな貢献をしている。日本にない感染症に対する日本の国際協力として、マラリア流行地では高く評価されている。ハマダラカは午後 6 時ごろから活動を開始する。一方、アフリカの子供たちは午後 9 ～ 10 時ごろに蚊帳に入って寝る。したがって、蚊帳による対策効果は論文によって数値が異なるが、完全ではないとされている。

　オリセット®ネット開発の直接のきっかけは、1998 年に WHO

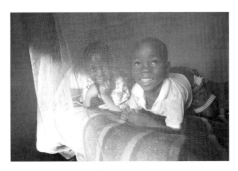

図 5.10　オリセット®ネットを入り口に使用しているタンザニアの例
　　　　（© 　住友化学株式会社／ Mhallahan)

の主導で始まった「ロールバックマラリアキャンペーン」というマラリア対策活動に、住友化学が参加したことにある。もともとは以前から工場用網戸として使われていた技術を応用して、ピレスロイドを練りこむ方式を開発した。

2000年に国連が「ミレニアム開発目標」を掲げたころから、需要が拡大し、住友化学は2003年にタンザニアの蚊帳メーカー AtoZ テキスタイルミルズ社に技術を無償で供与し、現地生産を開始、2005年に中国・大連、2006年にベトナムにも工場を建設した。

マラリア防止と同時に、現地における雇用の創出にも貢献しており、タンザニアにおけるオリセットネット関連の従業員は、最大で約7,000人の雇用機会を創り出している。

4. 今後の対策

不妊蚊の開発が期待されている。蚊がいなければマラリアも、他の蚊媒介性感染症も伝播しないので、媒介するハマダラカの絶滅には、もっとも有効な対策である。殺虫剤は有効であるが、環境汚染の問題と殺虫剤耐性蚊の出現の問題がある。そこで、殺虫剤以外の生態学的な蚊の対策として、卵から成熟した雌の蚊を不妊に導く方法が検討されている。いずれも雄の蚊の精子を遺伝的に改変して、交尾の結果、雌が産んだ卵から次世代の子孫を生まれなくする方法である。放射線で雄を不妊化する方法と、雄しか生まれなくするホルモンによる改変の二つの方法が現在試みられている。不妊化した雄の蚊を野外に放す実験が小規模ながら始まった。実験結果に関心が寄せられている。

XI. ワクチンの開発

マラリア原虫が複雑な生活環を持つこと（図5.4）から、効率よく増殖を抑えることが難しく、いくつかの試作ワクチンはあるが、いまだに完成品はない。

2013年グラクソ・スミスクライン社によりマラリア・ワクチンの開発が報道された。このワクチンが実用化された場合、マラリア発症リスクが56％、重症化リスクが47％、それぞれ低減されるという。

ワクチン開発は、日本の大阪大学微生物病研究所のグループも行っている。

XII. 他の感染症との関係

1. エボラ出血熱の影響

　2015 年の世界マラリアデーの直前の 4 月 24 日に、Lancet 誌に記事が出た（Ghani AC, *et al.*: The Lancet, 15: 825 - 832, 2015）。エボラ出血熱の大流行に見舞われた西アフリカの 3 か国（リベリア、シエラレオネ、ギニア）で、医療体制の崩壊により予防・治癒が可能なマラリア症例でも適切な治療が受けられず、10,900 人が死亡した可能性があるという推計である。この数はこれら 3 か国での 2015 年のエボラによる死者数とほぼ同じである（2015 年 6 月 24 日現在、11,217 人）。これら 3 か国では殺虫剤処理が施された蚊帳、オリセット®ネットの配布も滞っているため、さらに死亡者が増える可能性も示唆された。

　一つの感染症の大流行が、その国が置かれている医療体制（医療インフラ）、経済力などの弱さから、他の感染症にも多大な影響を及ぼすという悲しい例である。

2. 梅毒の進行性麻痺のマラリア療法

　オーストリアの精神科医ワーグナー゠ヤウレック Julius Wagner- Jauregg（1857 ～ 1940 年）は、梅毒の末期症状である進行性麻痺のマラリア療法を発明した。梅毒の病原体である梅毒トレポネーマは高熱に弱いため、患者を意図的にマラリアに感染させて高熱を出させ、体内の梅毒トレポネーマの死滅を確認した後キニーネを投与してマラリア原虫を死滅させるという治療法である。治療に用いるのは致死性の低い三日熱マラリア原虫である。梅毒の治療法としては他にサルバルサン投与による方法があったが、麻痺性痴呆には効果がなかったため当時としては画期的な治療法だった。1927 年ノーベル生理学・医学賞を受賞。ただし、この療法は危険性が高いため、抗菌薬（抗生物質）が普及した現在では行われていない。

第6章 「梅毒」
―コロンブスの土産、ペニシリンの恩恵

Ⅰ.『南京の基督』

　私は小学6年から中学1年にかけて、出版されている芥川龍之介の作品をほとんど読んだ。『南京の基督』もその中の1篇である。

　これは当時の中国を題材にした短編で、15歳の心優しい売春婦の話である。老いた父親を養うために南京でこの仕事している。そして客から梅毒をうつされた。それからは客にこの病をうつさないようにと、客を断っていた。ある夜、酒に酔った1人の外国人男性が訪れ、言葉が通じなくてうまく断れず、一夜をともにし、心ならずも感染させた。その代わりに彼女は治癒して、二度とこの病にかからなくなった。男性の容貌は、彼女の持つ十字架に彫られたイエスにどこか似ていた。そこで彼女はその男性はイエスであったと素朴に信じている。そういう筋であった。

　その中では、楊梅瘡あるいは、梅毒と表現されている。この話は、映画『ベン・ハー』の中で、イエスの十字架上での死により、母娘のハンセン病が治癒する奇跡話と共通している（第3章参照）。近代医学による治療法が開発される以前の、難病の奇跡的治療を期待する人々の願いをよく表している。

Ⅱ. コロンブス時代に持ち込まれた？

　新大陸をヨーロッパに広く知らせることになるコロンブス Christopher Columbus（イタリア、1451〜1506年）の「発見」が1492年。大陸ではなく実際にはカリブ海のサンサルバドル島（かハイチ島）であったといわれている。そのコロンブスの時代に、新大陸（南北アメリカ大陸とそれに付随する島）からおそらく船員によってヨーロッパに持ち帰られたと思われている。それまでは旧大陸（アジア、ヨーロッパ、アフリカ大陸とそれに付随する島）には梅毒はなかった。新大陸の風土病として何千年もの間、先住民の体内で時を過ごした梅毒の病原菌（トレポネーマ）が、ある程度の免疫力を持つようになった先住民の体内から、新しい宿主としてまったく免疫力のないヨーロッパなどの旧大陸の人の体内に侵入し、症状が強く表れるようになり、旧大陸に広がった。

1970年エール大学のリーら米国の疫学者が、アマゾンの熱帯雨林で、外界の文明と接触せずに生活していた先住民族のカヤポ族について、梅毒調査をした。診察では梅毒症状を示す患者は発見されなかった。しかし、帰国後に現地で採取した血液を検査したところ、梅毒トレポネーマ抗体の陽性率が極めて高く、40歳以上の集団では90％であった。つまり彼らの体内で梅毒トロポネーマが症状を出さない良性のままで、世代を越えて受け継がれていたことを示している。

　一般にヒト以外の動物から初めてヒトに入った「新興感染症」は、初期の段階では、症状が強く感染性も高いとされている。時間が経つと、症状が軽く、感染性も低下するという宿主のヒトとの共生が起きてくる。カヤポ族の話からおそらく梅毒もその共生の過程をたどっていると思われる。

　では、「一体いつどのように新大陸の人に梅毒トレポネーマは入ったのか？」については、わかっていない。

　アフリカなどの熱帯に梅毒に症状が似ておりトレポネーマで起きるイチゴ腫あるいはラテン語でフランベジア framboesia（英語では yaws、病原体は梅毒トレポネーマの亜種である *Treponema pallidum* subsp. *pertenue*）がある。これは、大部分が直接的な体表面の接触によって感染するが、通常は性交渉とは関係がなく、患者の大部分が小児である。最近になって、骨の形態の考古学が進歩し、イチゴ腫にかかった人の骨は手足の動作に困難があった形跡がみられるが、逆に梅毒では向こう脛や脛骨の変形が見られる、などの違いが明らかになってきた。これを当てはめると、新大陸の人骨には梅毒にかかった跡があるが、コロンブス以前の旧世界の骨には、梅毒にかかった形跡はないとされた。したがってコロンブス時代以前の旧大陸の人骨で見つかっている梅毒様病変はこのイチゴ腫であるといわれている[*1]。おそらく、紀元400年頃に、新大陸でこのイチゴ腫から梅毒に進化したのではないかと考えられている。しかし、骨の形態だけでは梅毒感染の証拠にはならない。もし、技術的に可能ならば骨病変部からのトレポネーマ DNA の検出が待たれる。

　最新のトレポネーマ遺伝子による系統研究では、現代の梅毒トレポネーマは新大陸のイチゴ腫トレポネーマと近縁であるという（図6.1）。

　しかし、南北アメリカ大陸への人類の移動は、今から約2万年前と推定されて

＊1　Rose M.: Origins of Syphilis. Archaeology, 50, 1997.
　　https://archive. archaeology.org/9701/newsbriefs/syphilis.html

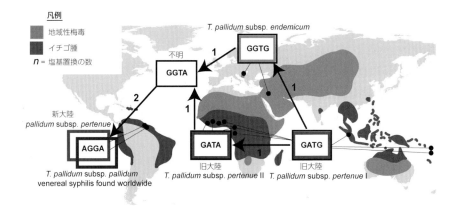

図 6.1 現代の梅毒トレポネーマは新大陸イチゴ腫トレポネーマと近縁
(出典 Harper KN, et al.: On the Origin of the Treponematoses : A Phylogenetic Approach. PLoS Negl Trop Dis, 2: e148, 2008)

おり、その人類の移動とともに、イチゴ腫も人類とともに移動していったのであろうか？

単に、コロンブス時代とたまたま同じ時期に旧大陸でイチゴ腫から梅毒に進化した可能性もあるのではないかと考える研究者もいる。梅毒の起源については、コロンブス時代に新大陸から旧大陸への持込み説が有力だが、最終的には未解決である。

コロンブス時代に新大陸から旧大陸に持ち込まれたものは梅毒、タバコが有名であるが、世界の食生活に大きな貢献をした、トウモロコシ、ジャガイモ、サツマイモ、トマト、また、美しい花のダリア、ポインセチア、ブーゲンビリアなどがある。よいものも、悪いものも、すべては、人の移動によってもたらされる。

Ⅲ．病気名称の由来

黴毒とも書く。古く日本ではカサ、トウガサ、ソウドクといっていた。唐毒は、中国由来というよりも、外国由来、つまり、輸入感染症であることを表している。ナイチンゲールよりも古い看護学の書といわれている平野重誠（1790～1867年）の『病家須知』（1832年）には、黴毒と記載してある。日本語の「梅毒」という字は、この病気によって生じる瘡（ソウ、訓読ではカサ）が楊梅（ヤマモモ）の果実に似ていたため「楊梅瘡」と呼ばれていたが、それが時代ととも

に変化したと考えられている。つまり、黴毒の発音をそのままに、楊梅瘡の「梅」の字を借用して、近代以降に表記が次第に梅毒に変わっていったのではないかと私は考えている。

英語名は lues あるいは syphilis で、syphilis がよく使われる。lues はそのままラテン語の lues から来ており、悪疫を意味する。syphilis の語は、1530 年に書かれたイタリア・ヴェローナのフラカストロ Girolamo Fracastro (1478 〜 1553 年) 作のラテン語の詩「Syphilis sive Morbus Gallius」(シフリスすなわちフランス病) の中の主人公の名である。羊飼いの Syphilis という英雄が、神を冒瀆した罪としてこの病気にかかったとされた。彼の名前 Syphilis の語は語源的に sow (雌豚) と philo (友人) の 2 部分に分かれ、豚の友人という意味であるが、病気の語源とは何の関係もない[*2]。また、フラカストロはチフス (typhus) の命名者でもある。

地名を冠した「フランス病」の名称は、主に英国やドイツで使われた。そのフランスでは、「イタリア病」、「ナポリ病」と言っていた。イタリアとオランダでは「スペイン病」、ポルトガルでは「カスチリア病 (スペインの東半分。1492 年までの名称)」、ポーランドでは「ドイツ病」、ロシアでは「ポーランド病」、トルコでは「クリスチャン病」、ペルシャでは「トルコ病」と呼んだ。これらの名称は当時の人が漠然と想像した感染ルートを表している。

Ⅳ. 伝播の速度

早くも 1493 年スペイン、1494 年イタリアのフィレンツェで流行し、人と人との性的な接触を通じて世界に広まった。1495 年のフランス-イタリア戦争でフランス軍に感染し、その結果短期間でヨーロッパ中に広がった。1498 年のバスコ・ダ・ガマ Vasco da Gama (ポルトガル、1460 頃〜 1524 年) のインド航路発見によって、東方の東南アジア、中国へも伝播している。1512 年には早くも現在の大阪にまで到達している。これは種子島にポルトガル人が来た 1543 年よりも何と 30 年も早い。京都の竹田 秀 慶は『月海録』で、永正 9 年 (1512 年)「人民に多く瘡あり、浸淫瘡 (注：じゅくじゅくする皮膚病) に似たり。(中略) 之を唐瘡、琉 球 瘡と呼ぶ」と記している。

---

*2 Klein E: "A comprehensive etymological dictionary on the English language", Elsevier, 1971

日本への伝播ルートは、交流が盛んであった中国の「明」からで、倭寇、博多や堺の商人、琉球人であったと推測されている。東アジアへは、マゼランFerdinand Magellan（ポルトガル、1480 ～ 1521 年）が世界一周（1519 ～ 1522年）するよりも早く伝わっている。つまり、ヨーロッパに持ち込まれてからわずか20 年の間に世界中に広がったことになる。高速移動手段である自動車、列車や飛行機のない時代を考えると、驚くべき速さであり、人間の本能・欲望の力を見せつけられた思いがする。この現象は 1981 年以降の HIV/AIDS の急速な拡散と同じである。

V. 梅毒感染者かもしれない人

表 6.1 の疾病推測は、後世に当人に関する生存時か死亡時の記録を振り返って推測したものに過ぎず、当然ながらごく一部を除いて近代医学による確定診断ではない。「梅毒感染説」があるという意味に過ぎない。この推測には皮膚病変か進行性麻痺の記載に基づくものが多い。有名人だけではなく、当然無名の庶民にも広がっていた。安土桃山、江戸初期の武将については、『当代記』（寛永年間（1624 ～ 1644 年）成立の記録資料。松平忠明ら編纂）に多くの記載がある。

梅毒が性感染症であることは古くから経験的に知られ、徳川家康（1542 ～1616 年）は遊女に接することを自ら戒めていたという。このエピソードが示すように駿府（現在の静岡市）に引居後は、自ら常備薬を調剤するなど家康の健康志向は徹底していた。

芥川龍之介は、中国旅行中に梅毒に感染したという説がある。『南京の基督』も自分が男性客のモデルであったのかも知れない。

戦前の文士の間では、貧困、女性、病気の三つで苦しまなくては本物の文学はかけないという伝説がまことしやかに広がっていた。それを信じたある文学志望の青年が、遊廓へ通いつめ、金を使い果たし、挙句の果てに梅毒になった。その青年は「万歳！」と叫んだという。

しかし、死を見つめる結核文学や、命の根源に迫るハンセン病文学はあるが、梅毒文学はない。その時代、私小説家の藤澤清造（1889 ～ 1932 年）は、貧困、性病で芝公園で凍死している。

V. 梅毒感染者かもしれない人　　　119

表 6.1 梅毒感染の可能性があると推定されている人物

名前 アルファベット表記 / 別名	生没年	国など	メモ
（海外）			
シャルル 8 世　Charles Ⅷ	1470～1498	フランス国王	1594 年イタリア戦争。梅毒がイタリアからフランスへ
ヘンリー 8 世　Henry Ⅷ	1491～1547	英国王	死因は慢性梅毒
イワン 4 世　Ivan Ⅳ	1530～1584	モスクワ大公	「雷帝」。脳梅毒。性格が凶暴化
ハイネ　C. J. Heinrich Heine	1797～1856	ドイツ、詩人	麻痺の原因が梅毒か多発性硬化症
シューベルト　Franz P. Schubert	1797～1828	オーストリア、作曲家	梅毒説、梅毒治療による水銀中毒説、腸チフス説
シューマン　Robert A Schumann	1810～1856	ドイツ、作曲家	病状日記から梅毒と診断[*3]
メアリー・リンカーン Mary Todd Lincoln	1818～1882	米国、大統領夫人	梅毒が原因の神経障害。感染源は夫？
ボードレール Charles-Pierre Baudelaire	1821～1867	フランス、詩人	晩年脳梅毒の症状
スメタナ　Bedřich Smetana	1824～1884	チェコ、作曲家	司法解剖記録と遺体の筋肉組織の研究で梅毒と診断
マネ　Édouard Manet	1832～1883	フランス、画家	
ニーチェ　Friedrich W Nietzsche	1844～1900	ドイツ、哲学者	「進行性麻痺」の診断と網膜の異常が根拠
ゴーギャン　E. H. Paul Gauguin	1848～1903	フランス、画家	
モーパッサン H. R. A. Guy de Maupassant	1850～1893	フランス、作家	先天性梅毒による神経系の異常
ロートレック　Henri M. R. de Toulouse- Lautrec-Monfa	1864～1901	フランス、画家	
アル・カポネ　Al Capone	1899～1947	米国、ギャング	1945 年、民間人初のペニシリン投与も病状進行で無効、死亡
（日本）			
黒田孝高（よしたか）（官兵衛、如水）	1546～1604	武将	進行性麻痺。水銀療法を受けた
加藤清正	1562～1610	武将	「当代記」唐瘡（梅毒）。他に毒殺説
前田利長	1562～1614	加賀藩初代	他に服毒説
結城秀康	1574～1606	徳川家康の二男	「当代記」に唐瘡（梅毒）
浅野幸長（よしなが）	1576～1613	武将	「当代記」に唐瘡（梅毒）。他に毒殺説
徳川忠吉	1580～1607	徳川家康の四男	
宇野浩二	1891～1961	作家	進行性麻痺に対するマラリア療法を受けた？

＊3　シューマンの死因は梅毒による脳軟化症　独で病状日誌を公開 1994 年 3 月 18 日東京新聞夕刊

VI. 病原体、症状

らせん菌のスピロヘータ Spirochaeta の一種である梅毒トレポネーマ *Treponema pallidum*（図 6.2）によって感染する。図 6.2 でよくわかるようにスピロヘータは、らせん状の髪の毛の意味、treponema は回転する糸の意味、また pallidum は青いという意味で、暗視野にした顕微鏡で見ると、青く光って見えることに由来する。試験管内（*in vitro*）の培養が成功していないので、病原性の機構はほとんど解明されていない。しかし、理由は未解明であるが、ウサギの睾丸内では培養できる。1998 年には全ゲノムの DNA 配列が決定された。

感染経路は性行為であるが、それ以外に少ないが妊娠中、出生時の母子感染による先天性梅毒もある。胎児感染の場合には、早産や死産が多い。

症状は、4 段階に分けられる。感染すると約 3 週間の潜伏期を経て局所にしこり（硬結）ができる第一期、その後いったん病変が消えるが、3 ～ 12 週間後には皮膚に紅斑を生じる第二期（図 6.3）、その後長い無症状期を経て皮膚・臓器などにゴム腫を生じる第三期、神経系が侵される第四期である。第四期になるのは、男性に圧倒的に多い。

この第一期病変の自然消滅や第二期後の長い無症状期があるので、患者本人は治癒したと思いこむ。しかし、実際には進行して、内臓、脳、骨を冒す慢性の梅毒になる。

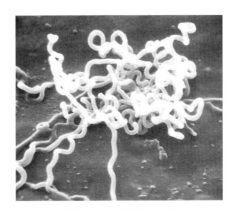

図 6.2　梅毒スピロヘータ
(出典　Centers for Disease Control and Prevention Public Health Image Library　http://phil.cdc.gov/phil/details.asp?pid=1971)

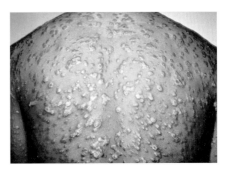

図 6.3　第 2 期の丘疹
(出典　Fred ML & van Dijk HA; "Images of Memorable Cases: Cases 55 & 56")

梅毒の自然治癒があることは、ノルウェーのオスロでの詳しい報告が二つある。ほとんど無治療であった患者を 20 年間追跡した結果、64％は大した障害無し、12％が軽症の晩期梅毒、24％が重症の梅毒合併症か死亡（1929 年の報告[4]）。この 50 年後の長期観察結果では、第一期、第二期の患者 72％の病状が進展せず、自然治癒している（1955 年の報告[5]）。初めて旧大陸に梅毒が持ち込まれたときよりも、次第に症状が軽減してきているものと思われる。

性病は、細菌学の発達によって、それぞれの病原菌が確定されるまでは、正確な区別がされていない。梅毒が他の性病と区別されるようになったのは、1905 年にシャウディン Fritz Schaudinn（1871 〜 1906 年）とホフマン Erich Hoffmann（1868 〜 1959 年）により梅毒トレポネーマが発見されたことによる。はじめスピロヘータ・パリダ（*Spirochaeta pallida*）と命名、のちにトレポネーマ・パリダムと改称された。

また、区別が可能になる以前には、梅毒とハンセン病は皮膚病変が似ていることからしばしば混同されていた。加藤清正の死因は、今ではおそらく梅毒と思われているが、当時はハンセン病との区別が明らかでなかったので、ハンセン病患者の多かった江戸時代には、清正をまつる加藤神社（熊本市）に平癒を願う参詣者が多かったという。また、彼の墓のある本妙寺（熊本市）は明治 20 年代まで、平癒を願う重症の梅毒やハンセン病患者で混雑していた。英国国教会の伝道師リデル Hannah Riddell（1855 〜 1932 年）はその患者達を見て衝撃を受け、それが彼女の生涯をハンセン病患者の救済に捧げるきっかけになった（第 3 章参照）。

Ⅶ．近世における梅毒を巡る状況

1．ファッションへの影響

ヨーロッパにおいて女性が背中を大きく見せる夜会服（イブニング・ドレス）が流行したのは、その女性が梅毒に感染していない、つまり皮膚にバラ疹などの症状がないことを誇示するために始まったともいわれている。また、梅毒に感染すると約 5 か月で梅毒性の円形脱毛症が起こるので、それを隠すためにはかつらが採用された。かつらは最初には、ペスト菌を媒介するノミを防ぎかつ駆除しやすくするために短髪にしたことから、普及したとされている（前作第 3 章参照）。

---

[4] Bruunsgaard, *et al.*: Arch. f. Derma. u. Syph. 157：309, 1929
[5] Gjestland T, *et al.*: Acta Derm Venereol. (supple)Stockholm 35：34, 1955

2. 最初は自慢された？

ルネッサンス時代には、美男美女の病として、感染者からはむしろ誇らしげに語られたとさえ言われる。日本でも江戸時代前期には、遊び人の勲章であると思われていた節がある。しかし、18世紀中ごろからは、社会的に恥ずべき病とされて行く。

3. 江戸時代後半

杉田玄白（1733～1817年）は『形影夜話』（1810年）で、自分の患者の7～8割が梅毒と書いている。この率の高さは驚くべき数字である。梅毒ではない難治性の慢性皮膚病が含まれていると思われている。日本では18世紀半ばから遊郭が拡大し庶民化してくるが、これに伴い梅毒も18世紀半ばから急速に蔓延してくる。その結果、梅毒に関する医学書も増える。江戸時代の代表的梅毒専門書として、享和2年（1802年）に尾張藩医の浅井南皋（別名　和気惟亨）著『黴瘡約言』がある。臨床に即した内容から、現場で重宝された。幕末には遊廓の娼妓の3割以上が梅毒感染者であったと言われる。

江戸市中の人骨調査では、江戸時代の梅毒患者の推計頻度は54％であるという（鈴木隆雄：『骨から見た日本人』講談社、1998）。そうだとすれば、杉田玄白などの記載のように、おどろくべき高さである。庶民が埋葬された江戸下町の深川の寺院の人骨では、7.0％が典型的骨梅毒で、武士階級が埋葬された湯島の寺院では、骨梅毒は3.0％であり、梅毒の蔓延に階級差があった。

川柳に、

鷹の名にお花お千代はきついこと

つまり、夜鷹などの娼妓の名に、お鼻落ちよ（鼻欠けろ）とは厳しいことだという意味である。進行した梅毒では、鼻中隔が崩れて鼻が欠損することがある。

Ⅷ. 診断・治療の歴史

1. 診断：ワッセルマン反応

1906年ドイツのコッホ研究所のワッセルマン August von Wassermann（1866～1925年）が発明したワッセルマン反応は、感染を検出する血清反応の一つ。抗原にカルジオリピン-レシチン抗原を用いる。この反応は梅毒以外の疾患でも非特異的に陽性となる場合（生物学的偽陽性）があるので、梅毒トレポネーマの抗原を用いて病原体に対する抗体を測定する検査と併せて用いる。

2. ユソウボク（癒瘡木、guaiacum）。

ハマビシ科の *Guaiacum officinal* と *G. sanctum* の材についた名である。両種とも西インド諸島や南米北部海岸に自生する常緑高木で、木部の心材はグアヤコン酸などの樹脂分を含み、梅毒の治療に用いられた。材木はリグナム・バイタ（Lignum-vitae つまり、命の木）という名で流通している。実際に、1508 年にヨーロッパに紹介され、その後 2 世紀にわたって、高価で取引された。この材の輸入販売業者が大富豪になったとさえ言われるほどであった。

3. 水銀療法

16 世紀から水銀を蒸気や軟膏の形で処方した。日本、中国、ヨーロッパで行なわれた。その結果副作用として重症の水銀中毒患者が多く発生し、使用賛成派（mercurialist）と反対派の論争が起きた。現在は行われていない。

4. 化学療法：サルバルサン

エールリッヒ Paul Ehrlich（ドイツ、1854 ～ 1915 年）と秦佐八郎（1873 ～ 1938 年）はサルバルサン（salvarsan、606 号）が梅毒に有効であることを証明した（1910 年）。これは、梅毒への有効性を検査するためにベルトハイムから渡された 606 号と番号が振られた化合物であった。当初、1907 年にワッセルマンのところに留学していた秦は 1909 年にエールリッヒの研究室に移り、この研究に従事していた。有効性の証明後すぐさま、エールリッヒは特許を取り、1910 年にドイツの製薬会社ヘキスト（Höchst）は、この薬をサルバルサン（ラテン語で salvare は「救う」の意味。名称は救世主を意味する salvator と、ヒ素を意味する "arsenic" から取られている）と名付け、製造販売した。これはヒ素剤である。ヒ素の副作用もあり（9 ～ 76%）、現在では使用されていない。後に明らかになるが、サルバルサンは進行性麻痺などの後期梅毒と先天性梅毒には効きにくい。エールリッヒが「化学療法（chemotherapy）」の用語と「特効薬（magic bullet）」の概念を作った。この発見が後のサルファ剤・ペニシリンなどの抗菌薬（抗生物質）の発見を促した。エールリッヒはメチニコフ Ilya Ilyich Mechnikov（1845 ～ 1916 年）とともに免疫の研究で 1908 年ノーベル生理学・医学賞を受賞した。実現しなかったが後に秦佐八郎も、1913 年に同賞の候補にあがったことがあった。1897 年日本で赤痢菌を発見した志賀潔（1871 ～ 1957 年）は、1901 年に、秦佐八郎に先んじてエールリッヒの所で研究し、梅毒の化学療法に取り組ん

124　　　第 6 章「梅毒」

でいる。

　サルバルサンが梅毒に有効であることがわかった当時、古い道徳主義者は「とんでもない発明だ。患者は不道徳なことをしたのだから、病気で苦しめばよい」という発言をしている。他人の災禍や不幸を、不道徳のせいにし、非難する傾向は現在でも絶えない。

5. ペニシリン

　1928年（論文発表は、翌年の1929年）、フレミング Alexander Fleming（1881 ～ 1955年）がブドウ球菌の培養実験中にコンタミネーション（迷入）により生じたアオカビ（*Penicillium notatum*、現在の命名では *P. chrysogenum*）のコロニーの周囲に阻止円（ブドウ球菌の生育が阻止される領域）が生じる現象を発見した。フレミングは、アオカビを液体培養した後の濾液にも同じ活性があることを見出し、その物質を、アオカビの学名にちなんでペニシリンと名付けた。

　1940年にフローリー Howard Walter Florey（オーストラリア、1898 ～ 1968年）とチェイン Ernst Boris Chain（英国、1906 ～ 1979年）がペニシリンの単離に成功した。一つと思われたペニシリンは、ペニシリンG、ペニシリンNなどの混合物であった。1941年、臨床研究で抗菌剤としての効果が確認され、それに続いて大量生産が可能となり、第二次世界大戦で広く使われた。1943年に米国のマホニー John F. Mahoney（1889 ～ 1957年）がペニシリンが梅毒に対して極めて効果的であることを報告して、梅毒治療にも使われるようになった。

　終戦後の1945年に民間にも開放された。フレミング、フローリー、チェインの3人は、1945年度のノーベル生理学・医学賞を受賞している。

　ペニシリン耐性菌はペニシリンが実用化された数年後には、早くも臨床現場から分離されていた。

　梅毒トレポネーマに対しては、導入後60年以上経ってもペニシリン耐性が報告されていない。マクロライド（macrolide）系抗菌剤に対してはただちに耐性が出たことと比べると、極めて対照的で幸運なことであった。このペニシリンに対して耐性が出ない事は、耐性菌研究の中でも最大のミステリーとされている。

　ペニシリンが第一選択となる疾患としては、当然疾患の起因菌が何か、もしくは何が想定されるかということで決められるが、主に、定型肺炎、梅毒、咽頭炎、中耳炎、副鼻腔炎、感染性心内膜炎、壊死性筋膜炎である。

Ⅷ. 診断・治療の歴史　　125

6. 進行性麻痺の三日熱マラリアによる治療

　梅毒による進行性麻痺には上記のサルバルサンは効果がなかった。そこで、1917 年オーストリアのワーグナー・ヤウレック Julius Wagner-Jauregg（1857 ～ 1940 年）は、マラリア療法を発明した（第 5 章参照）。梅毒トレポネーマは高熱に弱いため、患者を三日熱マラリアに感染させて高熱を出させ、体内の梅毒トレポネーマの死滅を確認した後、キニーネを投与してマラリア原虫を死滅させるという治療法である。しかし、この療法は危険性が高いため、抗菌薬が普及した現在では行われていない。

IX. 進行性麻痺の病因であることの証明

　野口英世（1876 ～ 1928 年）が 1913 年、梅毒スピロヘータ（当時の名称）を進行性麻痺・脊髄癆の患者の脳病理組織内において確認し、この病気が梅毒の進行した形であることを証明した。この時、野口は患者のほとんど脳全体を切片にするという気の遠くなるような努力をしている。この努力こそ、我々が学べねばならないところである。彼は黄熱を研究し、それで亡くなったとされており、黄熱の研究者と思われているが、研究者としては黄熱ではなくこの進行性麻痺と梅毒との関連性を明らかにした研究が評価されている。

X. 梅毒の国家管理

1. 国家管理の始まり

　1864 年英国で伝染病予防法（Contagious Diseases Act）が成立した。この法の実態は、性病予防法であった。当時英国の陸軍・海軍軍人の 1/3 が性病にかかっていたといわれている。社会全体の疾病を政府が主体的に予防・治療・統制しようとした最初の試みである。この法律によって服装や行動が売春婦のようであるというだけで、強制的に身体検査をされたという。この差別的統制に対して、女権主義運動が始まり、バトラー Josephine E. Butler（1828 ～ 1906 年）が中心の運動によりこの性病予防法は 1886 年廃案になった。英国と異なり日本では、娼妓への梅毒検査が 1957 年の売春禁止法まで続いた[6]。女権運動における英国と日本との大きな違いである。

＊6　福田眞人・鈴木則子編：『日本梅毒史の研究』思文閣出版、2005

2. 日本における娼妓への強制検査・治療施設

　1860 年長崎にロシアの要請で、日本初の娼妓への梅毒検査が行われている[7]。これは寄港したロシア海軍の乗組員が持ち込んだ可能性も想定されている。

　また、横浜開港（1859 年）後に、英国駐屯軍の保健のために、英国軍医のニュートンの建議によって、1867 年 9 月、横浜町吉原町会所において梅毒検査が行なわれた。1876 年内務省は、梅毒の取締通達を出し、駆黴規則を布告し、患者には強制入院をさせている。

　その後、花柳病予防法により、公娼（公に営業を許された娼婦）に対して、梅毒その他の花柳病感染の有無などの健康状態を、強制的に検診した。当時、性病は花柳病と呼ばれていた。私娼（公の営業許可を得ていない娼婦）の検診は行政執行法によって健康診断を強制した。花柳病にかかった者は、強制的に娼妓病院で入院治療を受けさせた。これらの検査施設は一般に検梅所、治療施設は駆梅院と呼ばれた。

　日本における娼妓病院の数は、文献の統計の中では最初の年である 1910 年から 1940 年までは 100 院を越え、1921 年に最多 173 院を数え、1945 年の 11 院が最後である[8]。

　性病、とりわけ梅毒は、貧困のために娼妓とならざるを得なかった女性達への二重の災禍であった。

3. 日本における軍隊の対策

　日本での対策は「突撃一番」が有名である。これは旧大日本帝国陸軍で使用されていた避妊具の名称である。海軍では「ゴムかぶと」「サック」と呼ばれていた。軍当局は兵士の健康管理には人一倍気を使っていた。特に性病と肺結核はその伝染力の強さから要注意であった。性病については、陸軍兵士に対しては、紙袋に星印と「突撃一番」の字が印刷されたコンドームを、必ず衛生兵が配布した。また、海軍兵士については、上陸のたびに無料で必要なだけ持っていけるようにしていた。

＊7　宮崎千穂：「日本最初の梅毒検査とロシア艦隊─幕末の長崎港における「ロシア村」形成の端緒─」。福田眞人・鈴木則子編『日本梅毒史の研究』思文閣出版、2005

＊8　厚生労働省大臣官房統計情報部人口動態・保健社会統計課保健統計室「医療施設調査・病院報告」

XI. 悲惨な梅毒臨床実験

1. タスキーギでの臨床実験

　極めて悪名が高く、その結果として現行の「臨床実験においては被験者の人権を守るべきである」という厳格なルールの元になった痛ましい事件が米国であった。

　1932 年から 1972 年の 40 年間、米国アラバマ州タスキーギで米国公衆衛生局は、病状の進んだ梅毒患者 399 人の黒人男性に臨床実験を行った。これらの被験者の大部分は字の読めない小作人で、無料で定期診察、医療が受けられるという宣伝を受け、実験に放り込まれた。病気の診断名、重症度について一度も説明を受けず、「Bad blood（悪血）」を治療しているとだけ告げられた。医師らは梅毒を治療するつもりはまったくなく、目的は梅毒末期の身体症状の調査であった。実験のデータは患者の死後、解剖によって集められた。つまり被験者は、梅毒の猛威によって身体が朽ち果てるまま、意図的に放置された。腫瘍、心臓病、麻痺、失明、精神異常、そして死。この実験によって 28 人が直接梅毒によって亡くなり、100 人が梅毒に関連する合併症で亡くなった。患者の妻 40 人は夫から感染し、19 人の児が先天性梅毒で生まれた。公衆衛生局長官は被験者に実験に留まるように勧め、実験に参加した被験者に対して参加 25 周年を讃える賞状まで授与した。

　当時のタスキーギの生殖可能年齢の黒人の 35％が梅毒であった。これは、その頃の米国の人種差別のすさまじさの一例である。よく知られているようにアラバマ州は黒人差別の最も激しい州であった。キング牧師 Martin Luther King, Jr.（1929 ～ 1968 年）の活動による公民権法成立は 1964 年である。

　この実験は公衆衛生局の職員によるメディアへのリークで明るみに出て、1972年になって急遽停止された。被害者に対する米国政府からの正式な謝罪がなされたのは、実験が停止されてから 25 年後の 1997 年、クリントン大統領による[*9]。

　タスキーギ梅毒事件は医学史上、最も長期に及ぶ、被験者に治療が施されなかった疾病臨床実験といわれている。

2. グアテマラでの臨床実験

　この事件の調査委員会によると、米国公衆衛生局の研究者は 1940 年代に、ペ

＊9　CDC: The Taskegee Timeline, https://www.cdc.gov/tuskegee/timeline.htm

128　　　第 6 章「梅毒」

ニシリンの効果を試験する目的で、グアテマラの刑務所に収容されている受刑者
や精神病院の患者ら合計約 1,300 人に対し、梅毒などの性感染症に感染させた。
中には、性感染症に感染させた売春婦と性交させられて感染した受刑者もいると
いう。研究者は治療用の資金がなくなってからも真実を伝えず、治療薬を投与せ
ず感染症のリスクから被験者を守ろうとしなかった。

　この臨床実験もまたマサチューセッツ州ウェルズリー大学教授の調査があっ
て、初めて発覚した。オバマ大統領は 2010 年、この件についてグアテマラに謝
罪している*10。

XⅡ. 流行の現状

　梅毒は 1999 年、全世界で推定 1,200 万人の新規感染者を出したと考えられて
おり、その 90% 以上は途上国での感染である。1940 年代のペニシリンの普及以
降、発症は劇的に減少したが、2000 年以降、多くの国々で感染率が増加しつつ
ある（図 6.4）。ペニシリンの導入後であるので、第三期、第四期の重篤症例は、
ほとんど見られない。この図 6.4 は、妊婦の出生前の梅毒検査の陽性率で示され
ているが、その国のおおよその梅毒の流行状況を反映している。この患者症例に
は、HIV と併発するケースが多く、乱交、売春、コンドームの不使用、男性同士
の性行為に起因するものが多い。また、この患者構成の変化に伴い眼梅毒、口腔
咽頭梅毒、梅毒性直腸炎など、多様な病状が増えている。

　最近の流行の一例を挙げれば、オーストラリアの 2015 年の報告では、ノーザ
ンテリトリー準州の先住民の若者の間で梅毒の集団発生が起こっていた。2014
年 7 月以来、性感染症の報告症例 134 人があったが、この数は 2013 〜 14 年の
15 人から、大幅に増えた。大多数は 15 〜 19 歳の先住民であり、3 人の新生児
（先天性梅毒）が含まれている。

　日本における最近の報告数増加および疫学的特徴（2014 年）の図を示す（図
6.5）。日本で梅毒は花柳病予防法（1928 年）、性病予防法（1948 年）で対象疾患
とされ、1999 年からは感染症法で症例報告がされている。戦後、ペニシリンな
どの使用により患者報告数の劇的な減少があった。しかし最近では 1987 年が
ピークの流行があった（報告数 2,928 例）。その後再び報告数が減少し、1999 〜

---

*10　グアテマラ性病人体実験、規定放棄で 1300 人感染＝米大統領委 2011 年 08 月 30 日
　　http://jp.reuters.com/article/topNews/idJPJAPAN-22936220110830

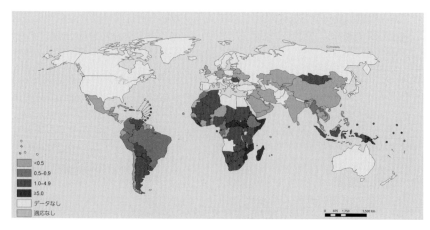

図 6.4　妊婦検診時の梅毒陽性率
（出典　WHO：Global Health Observatory Map Gallery）

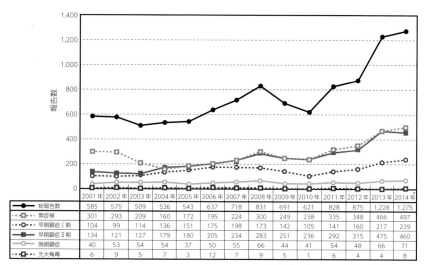

	2001年	2002年	2003年	2004年	2005年	2006年	2007年	2008年	2009年	2010年	2011年	2012年	2013年	2014年*
総報告数	585	575	509	536	543	637	718	831	691	621	828	875	1,228	1,275
無症候	301	293	209	160	172	195	224	300	249	238	335	348	466	497
早期顕症Ⅰ期	104	99	114	136	151	175	198	173	142	105	141	160	217	239
早期顕症Ⅱ期	134	121	127	179	180	205	234	283	251	236	292	315	475	460
晩期顕症	40	53	54	54	37	50	55	66	44	41	54	48	66	71
先天梅毒	6	9	5	7	3	12	7	9	5	1	6	4	4	8

＊2014年1月1日〜10月1日（累積報告数）

図 6.5　梅毒の年別・病型別報告数の推移（2001 〜 2014 年）
　　　　　（2014 年 10 月 1 日現在）
（出典　国立感染症研究所：感染症週報、第 16 巻、47 号）

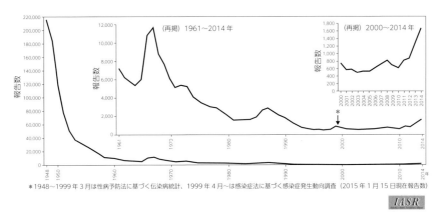

図 6.6 梅毒患者の報告総数、1948 ～ 2014 年
(出典 国立感染症研究所：梅毒　2008 ～ 2014 年、病原微生物検出情報、36：1、2015)

2012 年は 500 ～ 900 例で推移していたが、2010 年から増加に転じ 2013 年は 1,228 例、2014 年は 1,275 例、2015 年 2,698 例（暫定値）と顕著に増加した（図 6.6）。国立感染症研究所の集計によると 2017 年の梅毒患者数は、現行の集計方式となった 1999 年以降で初めて全国で 5,000 人を超え、5,534 人になった。東京都が 1,705 人、大阪府 788 人、愛知県 325 人、神奈川県 312 人など都市部で目立つ。男性同性愛者に多いが、若い女性にも増えてきた。先天性梅毒については、2010 ～ 2015 年の 5 年間に、21 人の出生児が妊娠中の母子感染による「先天梅毒」と診断され、うち 5 人が死亡、4 人に障害があった（日本産科婦人科学会の 2017 年 7 月 4 日までのまとめ）。産婦人科の高度な医療を提供できる全国 257 病院を調査し、妊婦 166 人の感染者がいたことがわかった。1/4 は定期的に健診を受けておらず、胎盤を通じて胎児に感染した可能性がある。

XIII. 性活動で感染する可能性のある疾病

かつて狭義の性病は 4 種類であった。性病予防法では梅毒・淋病（病原体は淋菌 *Neisseria gonorrhoeae*）・軟性下疳（病原体は軟性下疳菌 *Haemophilus ducreyi*）・鼠蹊リンパ肉芽腫症（病原体はクラミジア・トラコマティス *Chlamydia trachomatis*）の四つが定められていた。1999 年、性病予防法が感染症法に包含された。

近年の研究の進歩により性活動で感染する事が明らかになった疾病は広がり、

現在では、以下の疾病がある（表 6.2）。

　つまり、人間の活動の根源的なものである性的活動を巧みに利用して自分の遺伝子・生存を確保しようとしている「賢い」病原体が多数存在する実態がわかってきた。

表 6.2　主な感染ルートとして性活動が関与していると考えられる疾病

性器クラミジア感染症（鼠蹊リンパ肉芽腫症）
淋菌感染症（淋病）
梅毒
性器カンジダ症
HIV 感染症 / エイズ
性器ヘルペス
軟性下疳
腟トリコモナス症
尖圭（せんけい）コンジローマ（ヒトパピローマウイルス感染症）
非クラミジア性非淋菌性尿道炎
ケジラミ症

第7章 「コレラ」
―激しい脱水症状

Ⅰ.『赤い天使』と『インパール』

有馬頼義（1918 ～ 1980 年）原作（河出書房新社、1966 年）で若尾文子が主演した映画に『赤い天使』（1966 年）がある。1939 年の中国戦線が舞台。物語の最後に看護師の若尾文子が同行した日本軍の小部隊がコレラでほぼ全滅するという筋になっていた。どこまでが、史実を反映しているのか不明であるが、栄養状態、医療環境、衛生状態、特に、飲料水の水質管理の極めて悪いなかではしばしばコレラが集団発生し、蔓延したものと思われる。日本軍の死者は戦闘死よりもマラリアでの死者の方が多かったと言われるが（第 5 章参照）、コレラなどの下痢症での死亡も多かった。

戦後、我が家にインパール作戦から九死に一生を得て生き残った将校の書いた『インパール』という粗末な紙に印刷された本があり、読んだことがあった。密林、原野に放置された日本兵の死体に、ズボンを下ろした格好で亡くなっている者が多かったと書かれていたことを鮮明に覚えている。激しい下痢の途中で亡くなったということである。この下痢の原因は赤痢や、食べ物自体の毒などもあったであろうが、コレラが大部を占めていたと思われる。私の叔父はインパール作戦で戦病死とされている。これが、我が家にその本があった理由であろう。父が受け取ってきた「遺骨箱」には、「加藤芳郎の霊」という小さな紙切れが 1 枚入っていただけである。

Ⅱ. コルカタの患者

私は、2007 年に 2 回、インド西ベンガル州コルカタの州立感染症病院を訪れる機会があった。ここは下痢症の患者が多いことで有名であり、コレラの患者はいつでも居た。驚いたのは、ベッドの構造である。鉄製のベッドで尻の部分に円形の穴が開いている（図 7.1）。タオルか布が 1 枚あるだけでマットなどは敷かれていない。ベッドの円形の穴の真下の床に金だらいがある。下痢はその金だらいで、直接受ける配置になっている。コレラの下痢は、米のとぎ汁というが、まさにそのような白っぽい色である（図 7.2）。男の子のコレラ患者で、舌が乾燥して

いるのを見て、乾燥舌という言葉を初めて知った。体中の水分が滝のように下痢になって出て行くので、体中の細胞の水が搾り取られ、舌もしぼんで乾燥することのすごさ。それでも案内してくれたインド人の医師が言うには、「今朝よりは随分回復した！」。水分補給には、経口補水（oral rehydration solution：ORS）が有効である。こんな世界がいまだにあることに驚かされた。

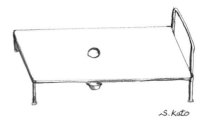

図7.1　ベッド（長さ約 2 m、幅約 1 m）
(絵　加藤茂孝)

　日本政府は国際協力で、病院の隣に、国立コレラおよび腸管感染症研究所を無償供与で建てた。この建設には、長年にわたって下痢症の共同研究をコルカタで継続してきた細菌学者の竹田美文・多恵夫妻の功績が大きい。2015 年 4 月発足の内閣府管轄の国立研究開発法人「日本医療研究開発機構」（AMED）の感染症プログラムにおいても、その研究所で岡山大学が中心になって共同研究を継続している。

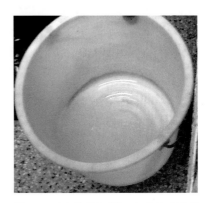

図7.2　コレラ患者の「米のとぎ汁」様の下痢便、バングラデッシュ ICRRD
(提供　篠田純男)

Ⅲ．病名の起源

　ラテン語で cholera である。もともとはギリシャ語由来であり、意味は、黄色胆汁体液が原因の下痢である。ヒポクラテス Hippocrates（紀元前 460 頃～ 370 年頃、ギリシャ）が唱えた四体液説の中の一要素である黄色胆汁を意味する khole、chole に由来する。英語として cholera の語が初めて使われたのは、1384 年頃とされている（新英和大辞典 第 6 版、研究社、2002）。

　富士川遊『日本疾病史』によれば、日本に入った当初は、暴卒病（1822 年）、暴瀉（1858 年）、暴瀉病（1863 年）と言われていた。また、コレラに対して「虎列刺」の漢字が当てはめられた。森鷗外もこの漢字を使っている。しかし、民衆の中ではコレラという語感に似ていることから「コロリ」という病名が広まっ

た。本来は、ころりと簡単に倒れる意で古くから長年使われていた語であったが、1858年ごろからコレラの意味でも使われるようになった。怪獣の姿として描かれる時は、頭部は虎（こ）、胴体部分は狼（ろ）、そして尾の部分は狸（り）の合体したものとして描かれている（図7.3）。この図の描かれた1877年は、病原菌としてのコレラ菌の再発見（1884年）以前のことであり、コレラに対する民衆の理解はこの程度であった。

Ⅳ．病原体

1．病原体

コレラ菌（*Vibrio cholerae*）は、ビブリオ属に属する1本の鞭毛を持つ桿菌。大きさは 1.5〜2.0×0.5 μm（図7.4）で、平仮名の「ヘ」や「く」のような形でわずかに湾曲している。アルファベットを使うヨーロッパでは、この湾曲した形から「コンマ（comma）菌」と呼ばれた。コッホが発表した時の名は、ドイツ語では Kommabazillen であり、学名は *Vibrio comma* になった。Vibrio の語源は、ラテン語の Vibratio（振動する）から来ている。この属の菌が水中で活発に泳ぎ回る様子にちなんで名付けられた。

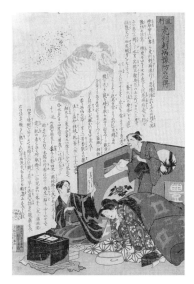

図7.3 「流行虎列剌病予防の心得」橋本直義画（明治10年（1877年））
（提供 内藤記念くすり博物館）

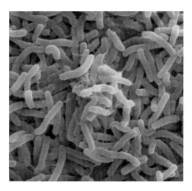

図7.4 コレラ菌の走査電子顕微鏡写真
（出典 http://remf.dartmouth.edu/imagesindex.html）

1854年、イタリアのパチーニ Filippo Pacini（1812〜1883年）がフィレンツェでのコレラ流行の際に死亡患者の解剖材料から発見し、イタリア語で発表したが、広く認知されなかった。その後1884年にドイツのコッホ Heinrich Hermann Robert Koch（1843〜1910年。写真は前作第5章参照）が彼とは独立にコレラ

の病原体としてインドのカルカッタ（現 コルカタ）大学医学部付属病院で発見し、菌の培養にも成功している。この大学医学部は、大英帝国が植民地に住む帝国の子弟に医学教育を行うために建てたものであった。コッホら当時の研究者はパチーニの報告がイタリア語であったこともあり、1884年にイタリア人研究者から指摘されるまで知らなかった。はるか後になってパチーニの発見が見直されて、菌の学名もコッホ以来使われてきた *Vibrio comma* からパチーニの命名した *Vibrio cholerae* に修正された。

2. O抗原

O抗原（O antigen）は、細菌におけるH抗原（鞭毛抗原）以外の細胞壁の抗原であり、構造的には細胞壁のリポ多糖を指し、菌体抗原（somatic antigen）とも呼ばれる。O抗原は耐熱性であり、エタノールや塩酸処理で不活化しない。O抗原はH抗原、K抗原、F抗原とともに血清群や血清型の分類に利用される。

現在、コレラ菌はO抗原によって、210種類の血清型に分類されている。血清型の数は、新しい型の発見に伴い年々増えている。1992年にインドのマドラス（現 チェンナイ）で発見されたO139菌（ベンガル型[*1]）はインドとバングラデシュで流行しているが、世界的には拡大していない。O139型はコルカタのコレラおよび腸管感染症研究所のG. B. Nairらによって見いだされ、それが新型であることの同定に、日本の島田俊雄（国立感染症研究所）や竹田美文が貢献している[*1]。生物学的性状と病原性遺伝子の分子生物学的比較、rRNA（リボソームRNA）の解析、asd（aspartate semialdehyde dehydrogenase）遺伝子の塩基配列の決定から、O139型は、第7回世界的流行の初期のO1型株から進化したものと推定されている[*2]。

210の血清型の中の「コレラ毒素を産生するO1型もしくはO139型のコレラ菌」が、ヒトに感染してコレラになる。他の血清型も感染すれば食中毒の原因になり、その症状はコレラと似ているがそれよりは軽症でコレラではない。O1型は溶血性などの生物学的性状の違いから古典型（アジア型）とエルトール型（溶血性あり）に分類され、菌体表層抗原性の違いで小川、稲葉、そして両者の中間

[*1] Ramamurthy T *et al*.: Emergence of a novel strain of Vibrio cholerae with epidemic potential in southern and eastern India. Lancet, 341 : 703 -704, 1993

[*2] 吉川昌之介：病原性大腸菌O157：H7と新コレラ菌出現の分子機構　蛋白質 核酸 酵素、43: 697-702, 1998

の彦島の亜型に分けられる。そして、例えばエルトール小川型などと呼ばれる。小川、稲葉はコレラ菌が分離された患者名、彦島は山口県下関市の彦島にかつてあった門司検疫所彦島措置場で分離された菌株名に由来する名称で、内務省伝染病研究所（現 東京大学医科学研究所）の野辺地慶三による分類である[*3]。O1 型の中のエルトール型コレラは 1906 年にシナイ半島のエルトール検疫所で発見されたのでこの名が付けられているが、起源はインドネシアのスラワシ島と考えられている。

　血液型が O 型の人は、他の血液型（A 型、B 型や AB 型）の人に比べて、エルトール型コレラ菌感染で、重症化しやすい。コレラの流行地であるガンジス河下流地帯の住民は、O 型の血液型の人の割合が少ない。これはコレラ菌に対する人の防御体制の集団内での適応であると考えられる。

　O139 型発見への研究協力、小川、稲葉、彦島の亜型の分類など、20 世紀のコレラ研究分野での日本人研究者の貢献は大きい。

3. コレラ毒素

　コレラ菌の外毒素としては、コレラ毒素、タイトジャンクション弛緩毒素、副毒素があるが、その他にエルトール型ではヘモリシン（溶血毒）、耐熱性エンテロトキシンが知られている。

　そのうちのコレラ毒素（cholera toxin：CT）は、O1 型と O139 型のコレラ菌が分泌する毒素のことで、この毒素が細胞膜を通過して細胞内に取り込まれると、細胞の G タンパク質（グアニンヌクレオチド結合タンパク質）の α サブユニットを活性化する。その結果、膜透過のチャネルが活性化されて腸管内へ大量の水分が分泌され、下痢の症状が現れる。CT は二つのサブユニット A と B で構成されており、古典型とエルトール型では B サブユニットが異なる。

V. 流行の世界史ほか

1. 古典型（アジア型）の世界的流行

　歴史上、コレラがヒトに入って病気として発生した場所はインドのガンジス川

---

*3　Nobechi, K : Contributions to the knowledge of *Vibrio cholerae* 3. Immunological studies upon the type of *Vibrio cholerae*. Scientific Reports from Government Institute for Infectious Diseases. 2: 43-87, 1923

の下流、つまり現在のインド西ベンガル州からバングラデシュにかけてと考えられている（図7.5）。コレラ菌をヒトへ感染させた元の保有生物としては、おそらく水棲の生物で、藻類や、カイアシ類（copepoda）のような甲殻類などが想定されているが不明である。コレラの最古の記録は紀元前300年ごろ。その後、7世紀の中国、17世紀のジャワ島（インドネシア）におそらくコレラと思われる疾病の記録がある。

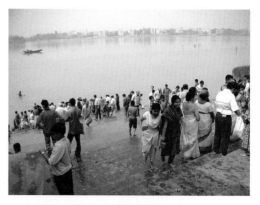

図7.5 ガンジス川支流での沐浴（コルカタ）
(撮影 加藤茂孝)

　コレラの感染力は非常に強く、これまでに7回の世界的流行（コレラ・パンデミック）が発生している。コレラの世界的流行の歴史として語られるときは、すべてO1型である。

　O1型の中の古典型（アジア型）は古くから存在していたが、世界的流行は1817年に始まる。この年コルカタに起きた流行はアジア全域からアフリカに広がり、1823年まで続いた（第1回）。この時には日本にまで流行が及んでいる。1826〜1837年の大流行は、アジア・アフリカ以外にヨーロッパと南北アメリカにも広がった（第2回）。続いて、1840〜1860年（第3回）、1863〜1879年（第4回）、1881〜1896年（第5回）、1899〜1923年（第6回）と、合計6回の古典型の大流行が起きている。しかしコレラ菌の発見後、次第に防疫体制が強化された結果、1924年以降には古典型コレラの世界的流行は起こらなくなった。しかし、アジア南部ではその後も地域的な流行が繰り返されている。中国では1909年、1919年、1932年に大流行があり、またインドでは1950年代まで流行が続き、どの流行でも数万人単位の死亡者が報告されている。

　19世紀になってガンジス川河口地帯から、世界に広がった背景には、英国のインド支配に関係が深いと考えられる。つまり、地域的な流行地へ別の地域からの新たな集団が大量に移入し、そしてまた大量移動したという背景がある。

　1600年、英国はロンドンに東インド会社を設立した。コロンブスがインドだと思った南北アメリカ大陸、特にカリブ海の諸島を西インドと言ったのに対して

アジアのインドを東インドと呼んだことに由来する会社名である。1757年の西ベンガル州プラッシーにおける戦いで、英国はインドにおける覇権を確立している。

2. 英国での対策の成功

「疫学の父」と呼ばれる英国の麻酔科医スノウ John Snow（1813～1858年）は、1854年、ロンドンでの第3回大流行のときに、ブロード街におけるコレラ患者やその死亡者を地図上に書き込んだ（図7.6）。図中の黒点はコレラによる死者であり、その分布がわかる。スノウはコレラの原因がブロード街の中央にある

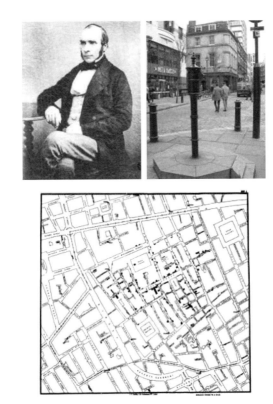

図7.6 ジョン・スノウ（左）、ブロード街のポンプ（右）、ロンドンのコレラ地図（下）
（出典 （左、中）酒井弘憲：「数式なしの統計のお話 第3回 ジョン・スノウとコレラ」、ファルマシア、50：558-559、2014．（右）http://matrix.msu.edu/~johnsnow/book_images12.php）

Ⅴ．流行の世界史ほか

手押し井戸であると判断し、手押し井戸のレバーを取り外して使えなくすると、コレラは終息した。

後年の調査によると肥料の汚水だめに1854年8月末の最初の患者（患者番号40 Broad Street）の糞便が混入したこと、汚水だめと問題の井戸が90 cmしか離れていなかったことがわかった。

このときのスノウの活動を少年向けに書いた優れた本が出版されている（『ブロード街の12日間』デボラ・ホプキンソン著、千葉茂樹訳、あすなろ書房、2014）。コッホによる病原体としてのコレラ菌の再発見は、スノウの偉業の約30年後になる。

つまり、病気の原因であるコレラ菌が知られていなくても、「疫学」的方法、すなわち集団を観察して、病気になる人とならない人の生活環境や生活習慣の差異を検討して、要因を明らかにすることによって予防ができた。疫学の重要性を示すエピソードである。

その4年後、1858年のロンドンでの話である。英国国会はテムズ川をきれいにするための新しい下水設備の建設法案の処理が遅れていた。ところが1858年の夏の猛暑によって、川からの悪臭が強烈になった（ロンドン大悪臭）。この悪臭事件により、国会はわずか18日で新しい下水設備の建設法案を可決した。巨大な下水道が造られた結果、下水はテムズ川ではなく、直接海に流れ込むようになった。ロンドン全市が新しい下水設備を利用できるようになると、コレラの流行は終息した。

3. エルトール型の出現

エルトール型コレラの流行は1961年に、インドネシアから始まり、途上国を中心に世界的に広がり、現在も継続している（第7回世界的流行）。1991年にはペルーで大流行したほか、先進諸国でも散発的な発生が見られる。2008〜2009年も、ジンバブエで流行し、患者数が10万人を越え、死亡者が4,288人であった。2010年からのハイチでの大流行は、耳新しい（後述）。

VI. コレラで死亡した人物

世界と日本においてコレラで死亡した主な人物の一覧表を示す（表7.1）。米国の大統領が2人も亡くなっている。

140　　　第7章「コレラ」

表 7.1　コレラで亡くなった主な人物

世界的流行の回数	国名	人物名	生没年	メモ
第 2 回 (1826 〜 1837)	ドイツ	ヘーゲル　Georg W. F. Hegel	1770 〜 1831	哲学者。弁証法
	ロシア	ゴローニン Vasilii M. Golovnin	1776 〜 1831	探検家。高田屋嘉兵衛と交換 釈放
	フランス	キュヴィエ Georges L. C. F. D. Cuvier	1769 〜 1832	博物学者
	フランス	カルノー Nicolas L. S. Carnot	1796 〜 1832	熱力学者
	フランス	シャンポリオン Jean-François Champollion	1790 〜 1832	ロゼッタ石の神聖文字を解読
	フランス	シャルル 10 世　Charles X	1757 〜 1836	ブルボン家の最後の王
第 3 回 (1840 〜 1860)	米国	ポーク　James K. Polk	1795 〜 1849	第 11 代大統領。退任 3 か月 後に死亡
	米国	タイラー　Zachary Taylor	1784 〜 1850	第 12 代大統領。在職中に死 亡
	日本	梁川星巌（せいがん）	1789 〜 1858	漢詩人。安政大獄の直前に死 亡
	日本	渋江抽斎（ちゅうさい）	1805 〜 1858	医師。考証家
	日本	歌川広重	1797 〜 1858	東海道 53 次を描いた浮世絵 師
	日本	徳川家定	1824 〜 1858	第 13 代将軍。脚気死因説と 併存。
第 5 回 (1881 〜 1896)	日本	江崎邦助	1861 ? 〜 1886	巡査。コレラ対策で感染死亡
	日本	種市良哲	1887	医師。コレラ治療中、感染死 亡
	ロシア	チャイコフスキー Pyotr Tchaikofsky	1840 〜 1893	作曲家。コレラ感染後、肺気 腫で死亡
	日本	増田敬太郎	1869 〜 1895	巡査。コレラ対策で感染死亡
第 6 回 (1899 〜 1923)	米国	ボナパルト Charles J. Bonaparte	1851 〜 1921	海軍長官。ナポレオン 1 世 の弟の後裔
第 7 回 (1961 〜継続中)	日本	木庭二郎	1915 〜 1973	核物理学者。コペンハーゲン で感染死亡

Ⅶ．日本での流行

1．輸入感染症

　日本で初めてコレラが発生したのは、第 1 回の世界的流行が日本に及んだ 1822 年である。下関から始まっている。感染ルートは朝鮮半島あるいは琉球王国（現 沖縄県）からと考えられているが、未確定である。流行は西日本から始まり東海道まで広がったが、箱根を越えず、したがって江戸までは届かなかった。第 2 回の世界的流行は免れたが、次の第 3 回世界的流行では、1858 年から 3

Ⅶ．日本での流行　　141

年にわたり大流行した。

　1858年の流行は長崎から始まっている。米軍艦が清国経由で長崎に寄港したのが発端である。この時、長崎の医学伝習所の教官であったオランダ人医師ポンペ Johannes Lijdius Catharinus Pompe van Meerdervoort（1829〜1908年）は長崎奉行に対策を建言している。

　この時代は1853年のペリーの来航から始まった相次ぐ外国船来航の時代と重なっている。そこで、コレラは異国人がもたらした悪病であると信じられ、中部・関東地方では秩父の三峯神社や武蔵御嶽神社などニホンオオカミを眷属とし憑き物落としの霊験を持つ眷属信仰が興隆した。眷属信仰が高まった結果、憑き物落としの呪具として用いられるオオカミの遺骸の需要が高まり、オオカミの捕殺が増え、これがニホンオオカミ絶滅の一因になったと考えられている。1858年のコレラ流行では、死者3万人といわれている。

2. 梁川星巌のエピソード

　この1858年の流行時の梁川星巌（1789〜1858年）の死が、エピソードとして名高い。梁川星巌は、妻の紅蘭（1804〜1879年）とともに漢詩人として有名であり、「文の頼山陽、詩の梁川星巌」とうたわれた。梅田雲浜（1815〜1859年、儒学者、獄死）・頼三樹三郎（1825〜1859年、儒学者、頼山陽の三男、刑死）・吉田松陰（1830〜1859年、兵学者、刑死）・橋本左内（1834〜1859年、思想家、刑死）らとも交流し、安政の大獄の逮捕対象者となったが、その直前にコレラで死亡した（大量逮捕開始の3日前といわれる）。逮捕を免れた星巌の死に様は、詩人であることにちなんで、「死に（詩に）上手」と評され大きな話題になった。

3. 江戸幕府の幸運

　コレラは経口感染であり空気感染しないこと、そして幕府が箱根などの関所で旅人の動きを抑制していたことから、この二つが江戸時代を通じてコレラの防疫が容易であった最大の要因と考えられている。江戸を軍事的に守るための関所であったが、意図せず感染症の拡大を防ぐ役割もしていた。実際に1868年に幕府が倒れ、明治政府が箱根の関所を廃止すると、その後は2〜3年間隔で数万人単位の患者が出ている。第4回世界的流行（1863〜1879年）の1879年と第5回世界的流行（1881〜1896年）の1886年には死亡者が10万人を超え、日本各地

に避病院（伝染病専門病院、現在の感染症指定医療機関）の設置が進んだ。

4. コレラ対策での殉職者

1877 年、コレラが流行した千葉県鴨川市での話である。医師沼野玄昌（1836
〜 1877 年）がコレラ対策で殺害されている。死後建立された供養碑と 1978 年に
新規に建て替えられた殉難碑によれば「明治十年全国に流行せるコレラが鴨川地
方に浸延し、罹患するもの四百余名に及ぶや明治政府終いに官令を発して、先生
をしてその治療と防疫に当らしむ。先生身を挺して急地にのぞみ、施療防疫に従
事するも、恐怖に戦く大衆は消毒用薬液を反って毒薬の如く妄想し、ついに暴
徒と化して、先生を急襲し、加茂川河畔において撲殺す。時に世寿四十二歳な
り」。井戸を消毒したのに毒薬をいれたとか、寺に病人を隔離したのを患者の生
肝をとるためだとか、それを井戸に入れるとかの噂が広がったゆえであった（立
川昭二：『明治医事往来』新潮社、1986）。吉村昭も「コロリ」（『磔』文春文
庫、1987）で、取り上げている。彼は医学を佐倉順天堂で学んだ俊英であった。
スノウのように井戸水対策に取り組んだが、行動にあたって住民への説明が欠け
たため誤解が生まれた。人々の不安に対して、説明がいかに大切かを物語る悲劇
的逸話である。現在の科学的問題についても、説明の重要性については、まった
く変わらない。2014 年西アフリカのエボラウイルス病のアウトブレイクの際に
も、患者を収容しようとする医師団をなたで追い払ったり、収容された患者を奪
還する事件が起きている（第 8 章参照）。

1886 年、コレラの猛威にさらされた愛知県の旧堀切村（現 田原市）で、体を
張って村を救った 25 歳の警察官がいた。

その警察官は、豊橋署田原分署（現 田原署）に勤務していた江崎邦助巡査。
1886 年 6 月 19 日、堀切村でコレラが流行した。「虎列刺」の浮世絵（図 7.3）が
描かれた時代からそれほどの年数が経っておらず、「伝染病にかかると毒殺され
る」そんな流言が信じられていた時代である。防疫業務を命じられた江崎巡査
を、当初住民は、竹やりまで持ち出して追い返そうとした。鴨川の沼野医師の場
合と同じである。しかし、江崎巡査が粘り強く消毒の大切さを説き続けると、住
民たちも治療を承諾し、被害の拡大が食い止められた。しかし、帰途に就いた江
崎巡査は 22 日、激しい吐き気に襲われ、自らの感染を知った。「このまま戻ると
住民に感染する」と人気のない林の中の小屋にこもり、翌 23 日死去した。看病
した 19 歳の妻も感染し、3 日後に亡くなった。

Ⅶ. 日本での流行 　143

当時は内務省が衛生行政を担当しており、警察官が防疫任務を果たしていた。1938年になって、内務省から厚生省が分離独立した。

1886年秋、長崎に上陸したコレラが、1887年には東北地方でも猛威を振るうようになり、八戸周辺でも湊、八太郎から全域に大流行した。八戸町役場（当時）は各町内に衛生組合をつくり防疫に努めたが、当時の医学では、患者の隔離と発症地区に石炭酸を散布するくらいが主な対抗手段であり、八戸でのコレラ患者は2,373人にのぼり、うち1,318人が死亡したと伝えられている。死体は患者を隔離する避病院があった沼舘の馬渕川河原で火葬された他、埋葬が間に合わず、町外れの原野（後に「コレラ平」と呼ばれた）に死体や瀕死の患者までもリヤカーに積んでいって投げ捨てられるほどで、人々を恐怖に陥れた。人々は感染を恐れて、後に「コレラの森」と呼ばれる森に逃げ込んだという。「コレラの森」跡地は現在三沢基地の敷地内にある。現地の医師、種市良哲も、八戸を襲ったコレラの治療に取り組んでいたが、数多くのコレラ患者を診察する間に自分も感染し、1887年9月17日に殉職している（種市良意「一松堂五代記」東奥日報4月連載、1996）。

コレラの対策にあたり、自らも感染して死亡した巡査は、愛知県以外にもいた。佐賀県唐津市肥前町高串に増田神社がある。1895年7月入野村高串地区にコレラが発生、感染者40人、感染の疑い34人、死者9人を出した。このコレラ防疫に派遣されたのが増田敬太郎巡査である。1895年7月17日佐賀県巡査となり、高串のコレラ防疫を担当する。防疫態勢、患者の手当、死体処理を行い三昼夜不眠不休だったという。7月23日自らも感染し、24日死亡している。住民の感謝と尊崇があつく、死後増田神社が創建され、警神とされた。

また、横浜市で明治時代に殉職した県警の巡査8人の墓が同市西区元久保町の久保山墓地にあることが判明した。8人のうち5人は明治前期のコレラ流行時に消毒作業を担当し、自身が感染し、残り3人は消火活動中に家屋が倒壊した。

墓は当時の横浜署の有志が建てたが、関東大震災や太平洋戦争後に無縁墓になり、2015年10月、戸部署が墓の存在を知ることとなった。このような例は、上記5県だけではなく、おそらく全国で起きていたのではないかと思われる。

5. 玉川上水の水質確保の目的で三多摩を東京都へ移管

1886年のコレラは東京でも流行したが、その折に流言が広がった。「多摩川上流でコレラ患者の汚物を流して、それが上水に入り東京で患者が発生した」とい

うものである。玉川上水は、新政府になって 1870 〜 1872 年の 2 年間船を通すことが許可されて水運がたいへん繁盛した。そのために水質汚染が進み、通船を禁止した経緯がある。このコレラ騒ぎが契機となり、首都の水源の水質確保を目指して、当時神奈川県に所属していた三多摩地方が 1893 年東京府（現 東京都）に移管された。東京のコレラと上水との関係については、医学的調査がなく噂のままで終わったが、それが県境を大きく変える原因になった。1993 年には立川市で「Voice 93」という多摩の東京移管 100 年記念のイベントがあった。

6. トルコ軍艦内での流行

1890 年、横浜港に寄港していたオスマントルコの軍艦エルトゥールル号の乗員の多くにコレラ患者が出た。余談ながら、このエルトゥールル号は帰途 1890 年 9 月 16 日夜半に和歌山県串本町沖で台風による強風で沈没し、500 名を超える死亡者を出した。遭難者を助けた地元民との交流が現在も続き、日本とトルコ友好の出発点になっている。

また 1895 年には日本の軍隊内でも流行し、死者 4 万人を出した。

7. コレラ船

患者数が年間 1 万人を切ってコレラの脅威が収まるのは 1920 年代になってからである。その後は、第二次世界大戦直後にアジア各地からの復員兵や引揚者によって持ち込まれたコレラで多数の死亡者を出した。

コレラ患者が出ると検疫のために 40 日間船は沖合に留め置かれる。文字通り検疫（quarantine、イタリア語で 40 日の意）である。この船を一般には「コレラ船」と呼び、これは夏の季語にもなるほどであった。この語は 1960 年代頃まで使われていた。

代表的なものとして日野草城（1901 〜 1956 年）作のものがある（句集『花氷』1927 より）。

月明や沖にかゝれるコレラ船

8. 戦後の散発

1977 年には和歌山県有田市でエルトール型コレラの集団発生があった。フィリピン墓参団が持ち帰った輸入感染症であった。そして、飲料用の井戸水が汚染されて感染が広がった。この集団発生で、有名な有田のみかんなどの農作物の出

荷量が、検査でコレラ菌がないという保証付きであっても激減した。しばらくは、他地域の人が有田に行くことさえ途絶えた。理性に基づく科学的データよりも人々の感情に基づく不安感の方が勝っていた。見えないものへの不安感は20世紀後半であっても、コレラ菌発見以前とそれほど変わっていなかった。正確な科学情報の伝達・広報の重要性とその困難さは現在でも変わっていない。

2007年6月1日に施行された改正感染症法においてコレラは第3類感染症に分類された（事実上の格下げ）。この変更に伴って、検疫法の対象病原体から除外され、空港・港湾の検疫所では病原コレラ菌の検出そのものが行われなくなっている。コレラで大量の患者と死者を出した時代がつい最近まであり、減少したとはいえ、世界的にはまだ第7回の流行期が続いていることを思えば、医学の進展でコレラへの対処がいかに容易になったかがよくわかる。といって油断してはいけないことには変わりがない。

Ⅷ. 症状

コレラの主症状は、痛みを伴わない激しい水様性の下痢である。軽症の場合は軟便で便量は1日1L以下であるが、重症では米のとぎ汁様の水様便を1日数～十L排出し、大量の水分と電解質の喪失により脱水（図7.7）やアシドーシスに陥り意識レベルが急速に低下する。潜伏期間は通常1日前後で、長くて5日である。古典型に比べてエルトール型のコレラは比較的症状が軽く、不顕性感染も起こりうる。現在、そのエルトール型がエルトール変異型に移りつつある。ジンバブエやハイチの流行株は、このエルトール変異型である。エルトール変異型はCTのサブユニットが古典型であり、重症化しやすい。エルトール変異型は1990年コルカタで出現して、それがインド、アジアに広がり、次いで、アフリカやハイチに広がったものと思われる。

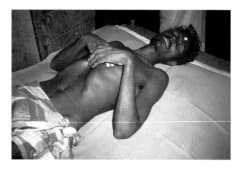

図7.7　患者の臨床像
(提供　竹田美文)

IX. 治療

1. ORS（oral rehydration solution：経口補水）

バングラデシュの国際下痢疾患研究所（The International Centre for Diarrhoeal Disease Research, Bangladesh：icddr, b）の研究で開発されたもので、重症の下痢には、輸液では補給のスピードが間に合わなかったり、輸液の施設がない場所でも、簡便に利用できるという利点で、コレラを中心として下痢症での死亡を激減させて、大きな成果を上げた（1985 年 WHO[*4]）。これは水だけではなく、下痢によって失われるミネラル類を含んだものである。WHO が現在からさかのぼって推測したところでは、1900 年の途上国においては、5 歳未満の子供の死亡の 23％が下痢によるものと推計している。当時それほど小児にとって下痢は重大であった。ORS の投与は特に途上国の現場では、滅菌不要、大量に運搬可能、安価などの利点が多く、しかも治療効果も高く極めて有効な治療法である。

コレラなどの下痢症が多い国への旅行者に対する ORS の実用的な代用品として、市販のスポーツ飲料の粉末を持参することが薦められる。粉末を通常の 2 倍濃い濃度で溶かすと ORS と同じものができる。理想的には、現地の水道水で溶かすのではなく、ペットボトルの水か、より理想的には、煮沸したペットボトルの水が薦められる。私は、熱帯の国に旅行する際には、スポーツ飲料の粉末をいつも持参しているが、幸いにも一度も使わないで済んでいる。

バングラデシュの icddr, b などでは ORS とともに cooked rice water が治療に使われている。ORS よりも栄養面を考慮しており、日本の重湯（おもゆ）に相当する。つまり、日本では、下痢症をはじめ多くの病に cooked rice water に相当するおかゆ、重湯に梅干（適度な塩分）を添えて用いてきたというすぐれた処方が伝統的に存在していた。

2. 抗菌薬

脱水症状には、ORS か輸液であるが、重症患者の場合には抗菌薬（抗生物質）の使用が推奨されている。その利点として、下痢の期間の短縮や菌の排泄期間が

---

*4 WHO: "The magnitude of diarrhoea and the use of oral rehydration therapy." 2nd ed. Geneva: 1985

短くなることが挙げられる。第一選択薬としては、ニューキノロン系薬剤、テトラサイクリン系薬剤がある。

X. 予防

1. ワクチン

安全で効果的な経口不活化コレラワクチンは、WHO が 2011 年に承認し、現在、Dukoral と Shanchol の 2 種類が市場に出ている[*5]。2 種類ともに不活化全菌体ワクチンであるが、ともに、流行下では、2 年間、50% 以上の感染予防効果が確認されている。2 種類ともに、7 日から 6 週間の間隔をあけて、2 回接種する。両品とも、日本では未承認である。

Dukoral は、接種後 4 か月から 6 か月後に、全年齢層で O1 型に対する短期的な予防効果が 85% から 90% 認められている。Shanchol は、O1 型と O139 型の死菌を含むので、両方の型に対し、5 歳未満の小児で、長期の予防効果が認められている。インドで認可されている。

2. プロバイオティクス

プロバイオティクス（probiotics）とは、人体に良い影響を与える微生物（善玉菌）、または、それを含む製品、食品（善玉菌含有食品）をいう。コレラ菌は腸管で増えるので、腸の環境を整えることで予防効果があるのではないかというアイデアに基づいている。毎日、乳酸菌を含む飲料を飲ませた小児とそうでない小児とを比較すると、飲ませた子供の方がコレラの罹患率が低かった。

インドでは、豊かな家庭では発酵乳製品のラッシーを飲むが、これは長年の経験から得られた知恵ではないかと思われる。

XI. 流行地への旅行者への注意

以下の注意は、コレラを含めた一般的な下痢症予防に関する注意である。特に、短期滞在での注意の内容は、

1) 食事前には必ず手を洗う。スケジュールが混んでいたり、個人の家庭への食事の招待だったり、いろいろ状況は変わるが、必ず手を洗う。自分の手からの感染を避けるためである。

[*5] http://www.forth.go.jp/moreinfo/topics/2012/08151657.html

2）水道水は飲まない。ペットボトルの水を飲む。仮に歯磨きを水道水でしたとしても、最後はペットボトルの水でうがいをし、口をすすぐ。

3）包丁を入れた果物は避ける。使用された包丁が汚染されている可能性がある。

4）生野菜や包丁を入れた果物は、安全性の高い高級レストラン以外では食べない。熱帯では、生野菜は食べたくなる貴重な食べ物であるが、汚染されていない水で洗われている保証がなく、いかなる水で洗われているかがわからない。

5）ジュースやビールへ氷を入れるのを断る。氷はおそらく地下水や水道水で作られている。こういった氷の汚染率は高い。例えば2015年のベトナム・ホーチミン市の氷の50%で細菌汚染が見つかっている。菌のすべてが病原菌ではないが、清浄な氷ではない*6。水中に存在するコレラ菌は、氷の中へ凍結されても死滅しないので、氷が溶ければ感染性がある。

　私は注意を払っているせいか、熱帯に行き出したこの32年間で軽い下痢に2度遭遇しただけで済んでいる。私の2度の軽症の下痢という失敗（インドとベトナム）は、いずれも旅の最後に、ここまでくれば明日は帰るだけだからと、我慢していた生野菜に手を付けてしまったことに原因があった。しかもそこは、安全性が高い高級レストランではなかった。「最後まで油断するな」が、その時の教訓である。

XⅡ. 世界の現状、日本の現状

　WHOの2015年の報告によれば、毎年140万から430万人のコレラ患者が出ており、28,000人から142,000人の死亡者がいると推計されている。そのうちの80%はORS処置で助かるはずである。安全な水とよい衛生状態がコレラを防ぐのに必須である。2016年の世界のコレラ流行地域（図7.8）と1989〜2016年の患者発生数の変化（図7.9）を示す。各国からの報告に基づくもので、実数はこれよりもはるかに多いと思われている。この調査期間内ではアフリカ地域とアメリカ地域に患者発生が多い。2010〜2016年におけるアメリカ地域の患者数の拡大は、ハイチにおける大流行のせいである。これは、ハイチの地震（2010年1月12日、マグニチュード7.0。死者31万6千人）による大災害を援助するため

---

*6　ホーチミン：製氷工場の54.5%が衛生基準満たさず、細菌感染も VEITJO ベトナムニュース 2015年7月24日　http://www.viet-jo.com/news/social/150723071716.html

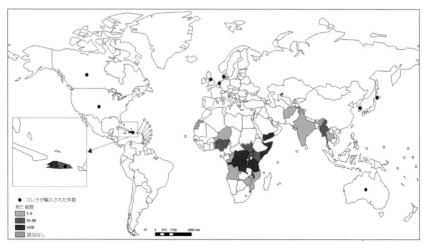

図7.8 2016年コレラの流行が報告された地域
（出典　WHO：World：Countries reporting cholera cases, 2016）

に国連平和維持軍（PKO）が入ったが、そのときに持ち込まれたと考えられている。彼らが使ったトイレの排水が住民の飲料水に混入したのが、大流行のきっかけであった。残念ながら英国で1854年にジョン・スノウが観察したことと同じことが起きた。WHOによれば、2010年10月21日から2017年の間に、患者数800,655人、死亡者9,480人にのぼった（致死率1.2％）。同じイスパニオーラ島内で東隣りのドミニカ共和国にも広がり、ドミニカでは2010年11月から2015年の第28週まで、患者数32,764人、その内死亡者489人であった。ハイチでは、2009年までの100年間にコレラ患者の報告はなかったという。菌の遺伝子分析によれば流行した菌は一つの系統に属し、アジアから持ち込まれたことがわかっており、PKOのネパール軍によるものではないかと推測されている。ハイチ政府は国連に抗議をし、賠償を要求した。2016年8月18日に最終的に国連はPKOが持ち込んだことを認めた。地震という自然災害を国際的に援助するという極めて人道的な行動により、まったく意図せず感染症が持ち込まれる結果となってしまった。地理的に離れた場所からの人の移動が感染症を広げる原因になるという現象がここでも起きた。

　2017年12月21日、赤十字国際委員会（ICRC）は内戦で荒廃するイエメンで、コレラの感染疑い例が100万件に達したと発表した。

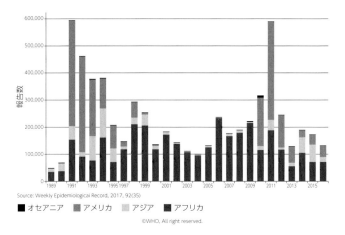

図 7.9 コレラ症例の WHO への報告数。年度別大陸別、1989 〜 2016 年
(出典 WHO："Global Health Observatory (GHO) data Cholera" http://www.who.int/gho/epidemic_diseases/cholera/en/)

　WHO は 11 月、イエメンでは衛生状況の悪化によりコレラが急速にまん延しており、既に約 2200 人が死亡したと警鐘を鳴らしていた。
　首都サヌアを実効支配するイスラム教シーア派系反政府武装勢力フーシ派と、親政府勢力が内戦を続けているイエメンに、政府側を支援するサウジアラビア主

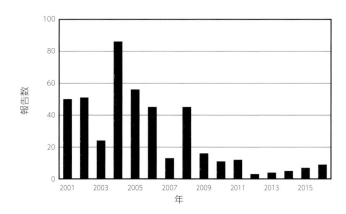

図 7.10 日本におけるコレラの年別報告数（2001 〜 2016 年）
(出典　国立感染症研究所：発生動向調査年別報告数一覧表 2016 より作図)

XII. 世界の現状、日本の現状

導のアラブ連合軍が 2015 年から介入し、空港や港が封鎖されてきた。このような状況下では医療インフラが機能しない。人道的危機であると指摘されている。

現在の日本のコレラは、ほとんどが輸入感染症であり、年間 100 例を超えない（図 7.10）。

XⅢ. 細菌学の新しい進展

1. VBNC コレラ菌

コレラおよび腸管症研究所における岡山大学との共同研究で、培養液のみでは培養できないコレラ菌（viable but non-culturable；VBNC）が動物細胞とともに培養すると培養可能であることがわかった。動物細胞の成分を使って自己増殖をしているコレラ菌がいるということである。この細胞成分は酵素のカタラーゼであることがわかった[7]。このことから、従来の純粋培養のみで分離された菌株以外のコレラ菌が下痢症に関与していることがわかった。現在ではこれは、コレラ菌ばかりではなく、約 60 種類の細菌でも起きている現象であることがわかってきた。今後は、食中毒で原因菌が純粋培養できなくとも VBNC である可能性に注意を払うことが必要になっている。

2. メタゲノム解析

前項の現象に関連して、2015 年 6 月細菌学の概念を変えるような大きな発展が遺伝子解析技術を駆使したメタゲノム解析で報告された[8]。

研究グループは、純粋培養できない細菌を集めて全遺伝情報を特定した。地下水からサンプルを集め 0.2 μm のフィルターを通過した液中の、ゲノムの DNA 配列を調べた。決定したゲノムは、35 以上の分類上の門に分けられることがわかった。これまで知られた細菌とは異なり、発見された細菌は自分自身でさまざまな物質を作り出す遺伝子を持たなかった。そのことが、純粋培養できない理由であった。

下痢症の検体のメタゲノム解析で、菌を培養しないで、原因病原体を短時間で

---

[7] Senoh M, et al.: A factor converting viable but nonculturable Vibrio cholerae to a culturable state in eukaryotic cells is a human catalase. MicrobiologyOPEN 44: 589-596, 2015

[8] Brown CT, et al.: Unusual biology across a group comprising more than 15% of domain Bacteria. Nature, 523: 208-211, 2015.

同定する技術も開発されており、病原体診断が加速している。現在は、まだ費用が高いという問題があるが、いずれ廉価になり、普及する日が来るであろう。

3. 保存検体からのコレラ菌の再構成

米国ペンシルベニア州フィラデルフィアの博物館で瓶の中に保存されていた1849年にコレラで死亡した米国人の腸の検体から、19世紀のコレラ菌のゲノムを再構成できた。再構成されたコレラ菌は古典型のもので、現在のエルトール型より感染性が強い可能性がある。

4. 菌の遺伝子検出による迅速診断

2010年に、タイのミャンマー国境の難民居住地でコレラが流行した時に、大阪大学とタイ国立衛生研究所のチームは、コレラ遺伝子を2時間以内で検出する簡便検査法（LAMP）を用いて、患者を素早く診断し、コレラの拡散を防ぐことに成功している（図7.11）。

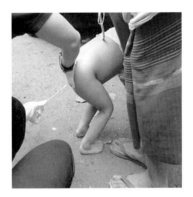

図7.11 タイのミャンマー国境地帯でのコレラ流行時の検体採取
（提供　岡田和久）

XIII. 細菌学の新しい進展

第8章 「エボラウイルス病」
—コウモリ由来の病？

Ⅰ．2014 年の驚き

　2014 年、先天性風疹症候群（CRS、第1章参照）以上に日本で二つの感染症が大きな話題になった。西アフリカにおけるエボラ出血熱（Ebola hemorrhagic fever と呼ばれるが、最近では、エボラウイルス病（Ebola virus disease：EVD）ともいわれる。以下、エボラ）の発生と他地域への拡散、そして関東地方におけるデング熱の流行であった。西アフリカは日本から遥かに遠い地域であったが、輸入感染症であるデング熱が関東地方で流行したことへの不安もあって、エボラもいつか入ってくるのではないかと社会的に大きな関心を呼んだ。

　一方、研究者にとっての驚きは、「なぜ、エボラが西アフリカで？」であった。エボラウイルス自身は危険病原体としてすでに 1976 年から知られており、これに対する対策、特に、それを扱うことができる高度安全実験室の設置・稼働と絡んで、常に議論されていたから、新しい話題ではなかった。問題は「なぜ、西アフリカ？」であった。その理由は、過去の発生はすべてアフリカ中部であり、西アフリカでの発生は1度もなかったからである。研究者が知りたかったのは、「アフリカ中部と西アフリカのウイルスは異なるのか？　アフリカ中部から西アフリカにどのようにウイルスが伝わったのか？　なぜ、今回は1万人を超す死亡者が出たのか？」であった。

Ⅱ．1976 年、キラーウイルスの突然の出現

　この疾患の出現・発見は衝撃的であった。

　1976 年6月末、スーダン南部（現 南スーダン）ヌザラの綿工場の倉庫番の男性が出血熱の症状を示し、続いてほかの部署の男性2人も同じ症状で倒れた。この3人の患者を源として家族内、病院内感染により流行が拡大し、合計 284 人が発症して 151 人が死亡（致死率 53％）した。中でも治療にあたったマリディの病院において、入院 76 例中 41 人の死亡者（致死率 53.9％）が出たが、そのほとんどが医療関係者であったことが恐怖心をさらに高めた。

　スーダン南部の発生とほとんど同じ時期に、約 1,000 km 離れたザイール（現 コ

ンゴ民主共和国）北部のヤンブクでも同じ症状の病気が突然出現した。そして318例中280人が死亡（致死率88.1%）した。両国の流行地域の住民は致死率が極めて高い未知の病気の出現にパニックに陥った。

　発見当初から2014年までは、出血の激しさから、エボラ出血熱と呼ばれた。ザイールの患者発生地のヤンブクがエボラ川の沿岸地域であったので、この疾患は川の名、エボラにちなんでつけられた。エボラ川は、大河コンゴ川の支流モンガラ川のさらに支流の川である。かなり詳しい地図で調べてもその名前が出ていない。日本でいえば、神田川とでもいう感じである。この命名によって地元のごく少数の人々の間でのみ知られていた地名が、世界中に知れ渡った。これは賢明な命名で、コンゴウイルスとかスーダンウイルスにしていたら、ずっとその国が原因であるとか、その国の人が広げたなどの誤解を招くことになる。例えば日本脳炎は、このウイルスが1935年日本で初めて発見されたので、この名前がつけられたが、流行地はアジアを中心にした熱帯であり、現在日本では患者はほとんどいない。にもかかわらず、1984年感染症の調査でタイに行ったときに、私は「日本は、洪水のように我が国に輸出をしているが、ついに脳炎まで輸出してきた」と非難された。現在では、新たに発見された病気やウイルスに国名はつけない。

　アフリカにおける過去のエボラの発生例を示す（表8.1、図8.1）。2014年の西アフリカ大流行を含めて28回の発生報告がある。いずれも、致死率が高いが、アフリカ中部での発生規模は2000年のウガンダの425例が最多である。また、1年以上継続した流行はない。

　この理由は、多くが病院での注射器の使い回しなどによる院内感染拡大による。病院から遠く離れた地域では、風土病として患者発生があるとシャーマンなどにより、その家を孤立させ患者との接触を阻止していたため、感染が小規模で収束していたといわれている。

　西アフリカでの流行は、これとはまったく異なり、死者を素手で清めたりして埋葬する風習があり、多くの家族が死亡した患者から感染したと考えられている。また、白装束の先進国などからの援助隊が当初は悪魔と思われ、住民が逃げるように移動したことも感染拡大に繋がったといわれる。WHOを含め海外からの援助隊と住民との関係がよくなって初めて感染が終息している。このアフリカ中部と西アフリカにおける社会的・文化的な背景の違いへの認識が弱かったことが、患者数を多くした一つの理由である。

156　　　第8章「エボラウイルス病」

表 8.1 1976 ～ 2016 年アフリカにおけるエボラウイルス病の発生例

年	国	町	患者数	死亡数	種
1976	コンゴ民主共和国（DRC）	Yambuku	318	280	*Zaire ebolavirus*
1976	南スーダン	Nzara	284	151	*Sudan ebolavirus*
1977	DRC	Tandala	1	1	*Zaire ebolavirus*
1979	南スーダン	Nzara	34	22	*Sudan ebolavirus*
1994	ガボン	Mekouka	52	31	*Zaire ebolavirus*
1994	コートジボアール	Tai Forest	1	0	*Taï Forest ebolavirus*
1995	DRC	Kikwit	315	250	*Zaire ebolavirus*
1996	ガボン	Mayibout	37	21	*Zaire ebolavirus*
1996	ガボン	Booue	60	45	*Zaire ebolavirus*
1996	南アフリカ	Johannesburg	2	1	*Zaire ebolavirus*
2000	ウガンダ	Gulu	425	224	*Sudan ebolavirus*
2001	ガボン	Libreville	65	53	*Zaire ebolavirus*
2001	コンゴ共和国（RC）	特定できない	57	43	*Zaire ebolavirus*
2002	RC	Mbomo	143	128	*Zaire ebolavirus*
2003	RC	Mbomo	35	29	*Zaire ebolavirus*
2004	南スーダン	Yambio	17	7	*Zaire ebolavirus*
2007	DRC	Luebo	264	187	*Zaire ebolavirus*
2007	ウガンダ	Bundibugyo	149	37	*Bundibugyo ebolavirus*
2008	DRC	Luebo	32	15	*Zaire ebolavirus*
2011	ウガンダ	Luwero District	1	1	*Sudan ebolavirus*
2012	ウガンダ	Kibaale District	11[†]	4[†]	*Sudan ebolavirus*
2012	DRC	Isiro Health Zone	36[†]	13[†]	*Bundibugyo ebolavirus*
2012	ウガンダ	Luwero District	6[†]	3[†]	*Sudan ebolavirus*
2014 ～ 16	複数国	複数[‡]	28,652	11,325	*Zaire ebolavirus*
2014	DRC	複数	66	49	*Zaire ebolavirus*

† ：実験室確定例のみ
‡ ：主な国：ギニア、シエラレオネ、リベリア
　国名は現在の名称
（出典　Centers for Disease Control and Prevention："Ebola Virus Disease Distribution Map" https://www.cdc.gov/vhf/ebola/outbreaks/history/distribution-map.html）

Ⅱ．1976 年、キラーウイルスの突然の出現

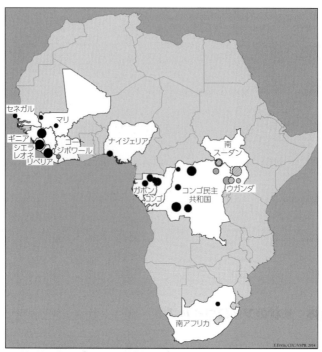

1976～2014年のエボラウイルスの種別アウトブレイク報告数

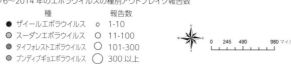

図 8.1　エボラ発生国
(出典　Centers for Disease Control and Prevention : "Ebola Virus Disease Distribution Map" https://www.cdc.gov/vhf/ebola/outbreaks/history/distribution-map.html)

Ⅲ. 症状

　潜伏期間は2日から最長3週間で、汚染注射器を通した感染では短く、接触感染では長くなる。

　一般的な症状は、突然の発熱、強い脱力感、筋肉痛、頭痛、喉の痛みなどに始まり、その後、嘔吐、下痢、発疹、肝機能および腎機能が低下する。さらに症状が進行すると出血傾向が出現する。白血球数や血小板数の減少、および肝臓酵素

値の上昇が起きる。肝臓でウイルスが増殖し肝臓が腫脹し、右みぞ落ちの圧痛や軽くたたいたときの強い痛みが特徴的である。ただし、症状として「エボラに特徴的なもの」はない[*1]。

体内に侵入したウイルスが細胞内で増殖し、その細胞を破壊する。そして、壊された細胞の断片が刺激となり、全身の血管で血小板が凝集し、止血に必要なフィブリノゲンが凝固する。その結果、血液中の未使用の血小板やフィブリノゲンが極端に減少、止血能を失う。この現象は「播種性血管内凝固症候群 (disseminated intravascular coagulation：DIC)」と言われているものである。

一般に、激しい出血が見られるのは患者の約20%とされている。その段階に達するまでに死亡する患者や、微量の出血がある患者、歯茎やあざからのみ出血する例もある。激しい出血は病気の終末期におこり、エボラウイルス感染による死亡は通常多臓器不全と出血によるショック症状による。いったん体の各部位から出血が始まると、血管からも血液が漏れ出す。最重症例では、体の開口部、すなわち、眼、耳、鼻、口、肛門、尿道、膣、外傷部から出血する。体表への出血性の特徴がない場合でも、内出血が起こっている。

Ⅳ. 病原体：糸状のフィロウイルス

1. 形態

病原体はフィロウイルス科（*Filoviridae*）のエボラウイルスである。ベルギーのピオット Peter Piot らが電子顕微鏡で観察した。1976年当時27歳であったピオットはザイールからアントワープの熱帯医学研究所に送られた血液検体の中に糸状のウイルスを見出した。後に、ロンドン大学衛生・熱帯医学大学院学長を務めている。2013年第2回野口英世アフリカ賞受賞している。このフィロウイルスの形は、極めて特徴的であり、一目見て長く記憶に残る（図8.2）。すなわち、よく知られている多くのウイルスのような球形ではなく、糸状であった（直径 80 nm、長さ 14,000 nm）。科名の filo は糸という意味である。電子顕微鏡の写真ではさまざまの形態を示す。まっすぐや、からんだ糸状、そして時にはその糸の絡み具合が眼のように見えることがあり、その見え方が見る者にさらに恐怖感、奇怪感を与えてきた。ウイルスの遺伝物質は一本鎖マイナス鎖 RNA である。

---

*1 http://www.nih.go.jp/niid/ja/kansennohanashi/342-ebola-intro.html

ダスティン・ホフマン主演の1995年のアメリカ映画『アウトブレイク』（原題"Outbreak"）では、その奇怪な形態に観衆は圧倒されていた。映画の中では科学的には誤りや誇張が含まれていたが、致死性が高く未知の病原体に対する恐怖感やCDCの研究者の果敢な戦いぶりがよく表わされていた。

偶然にも、私は、CDCがあるアトランタのジョージア州立大学に来ていて、この映画を見る機会があり、CDCの大きな存在感を現地で納得した。

エボラウイルス属には、五つのウイルス種があり、人に病原性を持つのは4種である（表8.1参照）。この4種はすべてアフリカに分布する。すなわち、ザイールエボ

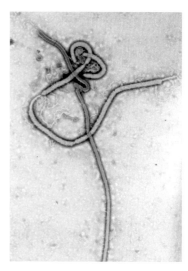

図8.2 フィロウイルス
（出典 CDC, PHIL https://phil.cdc.gov/Details.aspx?pid=1833）

ラウイルス、スーダンエボラウイルス、タイフォレストエボラウイルス、ブンディブギョエボラウイルスである。2014年西アフリカで流行したのはザイールエボラウイルスであった。この4種以外に、人に病原性はないがサルに致命的な感染を起こすレストンエボラウイルスがアジアのサルで見つかった。サルでの流行は、いずれもフィリピンのサル繁殖施設から輸出されたカニクイザルで起きた。1989年米国バージニア州のレストンでの流行が最初であったので、レストンエボラウイルスと名付けられた。その後も1990年にテキサス州のアリス、1992年にイタリアのシエナ、1996年にアリスとフィリピンで、カニクイザルの間に流行があった。現在、少なくともフィリピンと中国に分布することが知られている。

2. エボラは古いウイルス？

エボラウイルスの出現は数百万年前までさかのぼり、哺乳類とともに進化を続けてきた可能性を、米国・テキサス大学の研究グループが2015年4月に報告した[*2]。研究グループは、動物の骨の化石にある遺伝情報を探し、古代のハタネズミやハムスターが持っていたウイルスの遺伝子の中にエボラウイルス遺伝子の断

片を発見した。少なくとも、この2種類の動物にウイルスが感染していた可能性がある。動物の種が異なるにもかかわらず、遺伝子のまったく同じ場所に入り込むのは考えにくいため、これら二つのげっ歯類の共通の祖先にウイルスが感染したと推測している。

その時期は500万〜2,300万年前と推計され、大型類人猿が出現したころと考えられる。つまり、これらのウイルスが数百万年をかけて哺乳類とともに進化してきた可能性を示す。ただし、これはまだ一つの推測に過ぎないので、さらなる研究が待たれる。

3. マールブルグウイルス

人に病原性のあるフィロウイルスにはエボラウイルス属の他にマールブルグウイルス（*Marburgvirus*）属がある。

1967年ワクチン製造用にアフリカのウガンダからドイツのマールブルグに輸出されたアフリカミドリザルの組織・血液に接触した25人が発症して、7人が死亡した（致死率28％）。そこで分離されたので、マールブルグの名前が付けられた。マールブルグ出血熱、あるいはマールブルグ病と呼ばれている。

同じころ、ドイツのフランクフルト、旧ユーゴスラビアのベオグラードでもウガンダから輸入されたサルとの接触による患者発生があり、マールブルグでの症例を含めて合計32例の患者がでた。その後もマールブルグウイルスのヒト感染例はアフリカで起きているが、ヨーロッパの場合のようなサルとの直接接触による発症例はない。これは、次に書くようにコウモリ由来と考えられている。

V. コウモリが持っていた？

エボラウイルスもマールブルグウイルスも発見当初は感染源が不明であった。

マールブルグ出血熱はヨーロッパで流行した後には、ケニアとジンバブエで散発的な発生が確認されていたが、1998〜2000年にコンゴ民主共和国で154例、そのうち死亡128例（致死率83％）、2004〜05年にはアンゴラで252例、そのうち死亡227例（致死率90％）などの大規模な感染例があった。アフリカの患者の多くは洞窟に入ったり、金鉱山で働いていたりしていたことから、コウモ

---

*2 Medical Discovery News: The birth of Ebola http://www.utmb.edu/newsroom/article10445.aspx

V. コウモリが持っていた？　　　161

リ、ラットなどの動物が宿主ではないかと推定されていたが、2007年、アフリカに生息するコウモリが宿主であることがガボンと米国の研究チームにより突き止められた[*3]。

すなわち、ガボンとコンゴ共和国で2005年と2006年に採集したルーセットオオコウモリ283匹のうち4匹からマールブルグ病ウイルスの遺伝子が検出され、また、2匹で抗体陽性が確認された。全部で10種類のコウモリ1,100匹についての調査から、他の種のコウモリからは、ウイルス遺伝子も抗体も検出されなかった。その結果から、エジプトルーセットオオコウモリ（*Rousettus aegyptiacus*）が自然宿主と考えられている。2008年には、ウガンダのクイーンエリザベス国立公園のコウモリ洞窟に入ったオランダ人女性が帰国後発症して死亡する例が起きた。コウモリ洞窟の床に積もっていたコウモリの糞の中のウイルスに感染したものと思われている[*4]。

エボラウイルスについても、アフリカの流行から、果実を好むオオコウモリであるフルーツコウモリがエボラウイルスの宿主らしいと考えられている。

2014年の西アフリカで流行したエボラ出血熱は、ギニア南東部の村に住む2歳の男の子が発端例と思われている。男の子の家の近くに中空になった木があり、食虫オヒキコウモリが生息していた。子供たちがよくここで遊んでいたという証言から、これが感染源だった可能性がある。その木自体ではないが、木の洞で遊ぶ現地の子供たちの写真を示す（図8.3）。この西アフリカの流行では、アフリカ中部の場合のオオコウモリからではなく、オヒキコウモリからの感染だと思

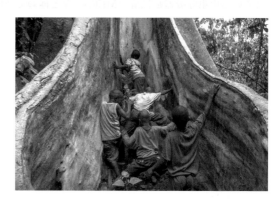

図8.3 木の洞で遊ぶ子供たち（メリアンドウ村）
（画像提供 日経ナショナルジオグラフィック社）

[*3] Towner JS, *et al*.: Marburg Virus Infection Detected in a Common African Bat. PLoS ONE. 2: e764, 2007
[*4] WHO: Case of Marburg Haemorrhagic Fever Imported into the Netherlands from Uganda. http://www.who.int/ith/updates/2009_02_05MHF/en/

われる。アフリカ中部からオオコウモリが西アフリカまで飛んできたのではなく、コウモリの種の間でウイルスが伝播している可能性があるが、詳細は未解明である。

　アジアのサルで見つかったレストンエボラウイルスは、アフリカ起源のフィロウイルスが、エジプトルーセットオオコウモリ（アフリカ）、デマレルーセットオオコウモリ（中近東）、ジュフロワルーセットオオコウモリ（アジア）とコウモリを経由して次第に東へ広がってきたと考える研究者もいるが、未解明である。

　また、コウモリの遺伝子 DNA にフィロウイルス様の遺伝子断片の DNA が存在していることが明らかになっている[5]。

　近年、世界を驚かせた新興感染症で自然宿主が明らかになった例の多くがフィロウイルスと同じように、コウモリ由来の可能性が示唆されている。ウマから感染するオーストラリアのヘンドラ（Hendra）ウイルス感染症、ブタから感染したマレーシアのニパ（Nipah）ウイルス感染症、ヨーロッパとオーストラリア、アフリカ、中近東、ロシアのコウモリリッサ（Lyssa）ウイルス感染症（狂犬病の仲間）、さらに中国でコウモリからハクビシンに感染したらしいと疑われている重症急性呼吸器症候群（SARS）や中近東でラクダと並んで宿主らしいと疑われている中東呼吸器症候群（MERS）など極めて多い。

　これらの新興感染症の原因究明から現在、人獣共通感染症におけるコウモリの重要性が浮かび上がってきた。自然の開発にともない、コウモリと家畜や人の住み分けが崩れて来たことが原因と考えられている。コウモリ目（Chiroptera）は18 科、202 属、1,116 種の大きなグループで、約 20%がオオコウモリ亜目、80%がココウモリ亜目である。この内、オオコウモリは旧大陸の亜熱帯、熱帯、熱帯雨林にのみ生息している。

　今後も、コウモリ由来の新興感染症が見つかる可能性は極めて大きい。

Ⅵ. 2014 年、西アフリカでの拡散と文化の影響

1. 予想外の拡大

　2014 年西アフリカのエボラは、予想以上の広がりを見せた（図8.4）。

　また、従来は局地的流行で収束していたのに、初めて流行地以外の国に飛び火

---

*5　Taylor DJ, *et al.*: Evolutionary maintenance of filovirus-like genes in bat genomes
　BMC Evol Biol. 11：336-347, 2011

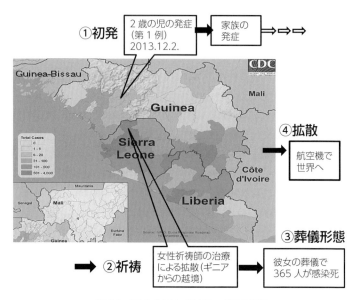

図 8.4 西アフリカにおけるエボラの伝播
(出典 Centers for Disease Control and Prevention : "2014 Ebola Outbreak in West Africa-Outbreak Distribution Map" https://www.cdc.gov/vhf/ebola/outbreaks/2014-west-africa/distribution-map.html に加筆)

した。それは航空機網の発達によるものであるが、そのほとんどが支援に来ていた医療従事者への拡散であった。感染した医師は、特殊な隔離装置に入り母国に運ばれてそこで治療を受けた。

大流行を受けて、緊急援助により多くの隔離病院が建てられたが、先進国の医療機関を見慣れているものの目からは、それでも緊急用の高度な野戦病院のようなものであった。

2. 伝統的な葬儀習慣

西アフリカで大規模かつ急速に流行が拡大した背景は、現地の文化的背景が大きかった。それは死者を埋葬する宗教儀式にあった。肉親や友人が死者との別れにあたって死者を悼み、体を抱擁したり手足をさすったりする。古くからある死者との別れを惜しむ感動的な儀式である。しかし、2014年のエボラ流行の折にはこの習慣が決定的に災いした。エボラは体液中にウイルスが存在する。出血した場合は当然であるが、一見出血がわからない場合でも唾液や汗腺中にも存在す

る。もちろんウイルスは肉眼では見えないので、その体に触れれば、意図せず感染する。例えば、シエラレオネの場合には、エボラを鎮めてみせると言って活動した有力な呪術師が死亡し、その埋葬の折に、多くが別れを惜しんで抱擁や手足へ接触した。その埋葬儀式（土葬）により365人の感染死者を出すことになった（図8.5）。このような死者への別れの儀式が、原因であることを知った国境なき

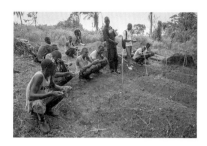

図 8.5　エボラ死者の埋葬（シエラレオネ）
©Sylvain Cherkaoui/Cosmos
（出典　国境なき医師団）

医師団やWHOなどの医療・支援関係者がその習俗を改めさせようとしたが、宗教的伝統的儀式の廃絶への抵抗は強く、初めのうちはなかなか徹底できなかった。

　エボラ以外の病気でも、伝播に死者を弔う宗教儀式が関係した特殊な例がある。

　パプアニューギニア地域でかつてクールー（Kuru）と呼ばれた中枢神経系の病気で、麻痺やけいれんを起こし死亡する特殊な疾患があった。長い間ある家系の遺伝病と思われていた。人類学者のガジュセック Daniel Carleton Gajdusek（1923～2008年）が調査中に発見した病気である。彼は調査で死者を弔う儀式との関連性に気が付く。すなわち、死者の魂を種族の仲間が受け継ぐ敬虔で原始的な方法として、死者の脳を食べた。この疾患は発症までに時間がかかり、当時遅発性ウイルス病と呼ばれた。現在の知識からいえば、これはプリオン病であり、その病はこの宗教的儀式で亡くなった種族の仲間に受け継がれた。ガジュセックらの勧めで死者の脳を食する儀式は廃止されクールーもなくなった。ガジュセックはこの発見で1976年ノーベル生理学・医学賞を受けた。まさにこれはエボラ発見の年であった。

3. 住民の反発

　流行初期の頃に流行地に入った国境なき医師団などの医療関係者は、白い防御服という見慣れない外観とも相まって、病気を広げる悪魔とみなされ、患者を隔離入院するために患者の家に行くとなたで切り付けられ、追い返されたりした。病院に収容しても、いったん病院へ入れられるともはや生きて帰れないという噂が流れ、病院から力ずくで患者を奪還するという事件まで起きた。医療関係者は、危険な病原体と闘い、そのうえに住民の無知・誤解が元の不安・パニック行

動とも戦わなければならなかった。関係者の苦闘の末に、次第に啓発活動が功を奏して、接触による感染の危険性が理解されてきた。その後は個人防御服（personal protection equipment：PPE）の供給も普及してきて、防御服を着て医療行為を行ったり、防御服の職員が埋葬を行うようになって、流行が下火に向かった。

　医学知識のないところで、危機感を持って対策に献身する医療関係者には、病原体に加えて、しばしばいわれのない住民の反感を買うことが起きる。日本でも、コレラ対策に従事した沼野玄昌医師が消毒薬を井戸に散布したのを、パニック状態の住民に毒を投げ込んでいると誤解され殺害されたという事件が1877年に起きている（第5章参照）。感染症対策においては、治療に加えて不安心理を可能な限り除き、減らすという啓発努力の重要性がここにある。流行地の文化的社会的な背景が大きく影響するので、それへの理解とそれを乗り越える新たな方策が必要であるという、大きな、そして厳しい教訓であった。

　緊急事態の中で、1人が多くをこなさなくてはいけない過酷な状況であるが、可能な限り文字通り双方向のコミュニケーションが大切であることがわかる。しかし、この実現には事態発生前の日常のネットワークができていないと大変難しい。アウトブレイク対策の困難さの隠れた原因の一つである。

4. カーン医師の貢献

　シエラレオネでのエボラの対策にあたっては、カーン医師 Sheik Humarr Khan の貢献を忘れられてはならない。彼は、この急速なエボラの拡散を早くから予見し、政府に対して早急な対策、例えば、流行地から都会へ向かう道路の閉鎖などを提案したが、残念なことに流行が拡大するまでは提案は政府に採用されなかった。

　彼は2014年7月29日、感染によって死亡した。39歳だった。彼は対策の陣頭に立ち、それまでに100人以上の患者を治療した。シエラレオネで「国民的英雄」とたたえられていた。「我々医療従事者は、一番最初に感染者と接触する。完全な防御服を着ていても感染リスクから逃れられない」と感染への恐怖を語っていた。彼はゴム手袋を脱ぐ際に、素手になった片方の手でまだ脱いでいないゴム手袋の外側に触れて感染したのではないかと推測されている。「エボラ出血熱の我が国唯一の専門家である彼の死は、取り返しのつかない損失である」と、シエラレオネ保健当局の責任者カーボ医師は彼の死を悼んだ。彼は科学雑誌 Nature

166　　　第8章「エボラウイルス病」

によって「2014 年の 10 人」に挙げられた。

　他にも、7 月 27 日にはリベリアの医療当局者ブリスベーン医師が感染で死亡した。また、同じリベリアでボランティアとして治療にあたっていた米国人のブラントリー医師も感染が確認された。彼は隔離病棟で治療を受けていたが、隔離施設を搭載した特別機で米国アトランタのエモリー大学病院に移送入院して治療を受け、奇跡的に回復し、2014 年 8 月 21 日に退院している。同じリベリアで感染しエモリー大学に入院していたライトボルトも退院した。二人は、実験段階の抗体治療薬 Zmapp の投与を受けた。しかし、回復がこの Zmapp の効果かどうかは不明である。これら以外にもギニアで感染した国境なき医師団のスペンサーがニューヨーク市のベルビュー病院に移送されていたが、11 月 11 日に退院している。

　カーン医師の死は、2003 年 SARS を新たな感染症として認知し、その対策に献身した WHO 医官のイタリア人ウルバニ Carlo Urbani 医師の死と同じである（第 9 章参照）。彼らの犠牲のうえに新たな対策の進展があったことを忘れてはならない。

5. 米国への拡散

　米国内で恐れていた二次感染が起きた。CDC は、2014 年 10 月 12 日、テキサス州ダラスで 8 日に死亡したエボラ出血熱患者を治療していた医療従事者の女性 1 人が感染し、米国における初の国内二次感染例となったこと、また 15 日には別の医療従事者の女性 1 人の感染を発表した。2 人の患者は、隔離室において治療を受け、やはりエモリー大学に移送されたが、後に回復した。この 2 次感染例では、病院内や航空機搭乗に関して安全性対策に油断があったのではないかと批判された。

6. 国境なき医師団の早い取り組みと限界

　NPO の国境なき医師団（Médecins Sans Frontières：MSF）は、エボラ発生の早期から献身的に取り組み、このアウトブレイクが容易ならざる事態であることを国際社会へ 2 度緊急アピールしている。

　MSF インターナショナル会長のリュー Joanne Liu 医師が、2014 年 9 月 15 日に、スイスのジュネーブで行った 2 度目の緊急アピールにはただならぬ危機感と気迫がこもっていた。

Ⅵ. 2014 年、西アフリカでの拡散と文化の影響　　**167**

「現在、流行地域での対応は危険なほど遅れています。だから私は、2週間前に出した緊急声明を繰り返さなければならないのです（注：2014年9月3日に一度目の声明が出されている）。どうか現地に入ってください。エボラ流行を食い止めるには、もうわずかなチャンスしか残されていません。今すぐ、もっと多くの国が、率先して、大規模に、活動を展開する必要があります。しかもその活動は、明確な指揮系統のもと、連絡、調整、準備、実施されていかなければなりません。リベリアの首都モンロビアでは現在、MSFのエボラ治療センターの前に行列ができています。家族に感染させず、安全に隔離してもらえる場所がほかにないからです。しかし、悲劇的なことに、MSFは行列を作っている人に「帰ってください」と言わなければならない事態が続いています。全員を受け入れる余力がないからです。感染者は自宅へ帰るしかなく、その結果、周囲の人に感染し、エボラ流行が拡大しています。こうした事態はすべて、国際社会の対応が足りないことが原因で起きているのです。MSFは現在、スタッフ2,000人が流行地域で活動しています。エボラ治療センターは5ヵ所を運営し、合計で病床数530床以上を受け持っています。また、流行地域への医療物資の提供は420トンを超えました。MSFにはもう、余力がありません。民間団体であるMSFが、なぜ単独で、流行地域での隔離病棟・病床の大半を提供し続けているのでしょうか。正直なところ、理解に苦しんでいます」[*6]。

7. WHOの対応の遅れ

WHOはエボラを警戒しながらも、発生当初はアフリカ中部での発生と同じように、いずれ地域限局性でその年のうちに終結すると比較的安易に考えていたように見える。実際に「公衆衛生上の国際的緊急事態」は2014年8月8日まで宣言されなかった。ところが、前に書いたように西アフリカでの人々の生活環境や文化的伝統がアフリカ中部とはまったく違っていた。その違いへの考察・分析が弱かったのが、結果として拡大の抑制が遅れる原因になった。

2014年末でのエボラによる患者数と死亡数を示す（表8.2）。同時に発生した従来型のアフリカ中部（コンゴ民主共和国）での発生規模と比較して、まったく異なっていることがわかる。アフリカ中部での断続的流行と、西アフリカでの流

---

*6 エボラ出血熱：国連におけるMSFインターナショナル会長の声明 http://www.msf.or.jp/news/detail/headline_1655.html より一部抜粋

168　　　第8章「エボラウイルス病」

行の違いをまとめた（表8.3）。

WHOのチャンMargaret Chan事務総長は2015年4月19日、エボラ対策の遅れへの反省と今後の改革への展望を述べた。WHOが「大規模な緊急事態に対応する能力を欠いている」こと、「WHOは疾患に立ち向かうためのパートナーである他の組織との連携を欠き、効率的に対策を行うことに失敗した」ことを認めた。「世界に対して疾患の危険性を警告することに及び腰であったし、流行の初期段階での対応は遅れ、かつ不十分なものだった」と反省した。

表8.2 二つの流行の比較

地　域	死亡／感染
西アフリカ3か国*	8,289/21,086
うち医療関係者	349/639
中央アフリカ	46/66

*3か国以外では15人が死亡
（WHOの発表を基に作成）

表8.3 2014年の流行でのコントラスト

	西アフリカ	アフリカ中部
流行地	大都会、（スラム）	過疎地
対応の経験	無	有
WHOの対応	楽観で遅れ	連絡網有
医療基盤	前近代	前近代に近い
交通機関	車、（飛行機）	徒歩、（ボート、車）
国家基盤、社会基盤	極めて脆弱	脆弱

スイスのジュネーブにある「本部」の改革として、決定の透明性の確保などを明言し、エボラの拡大を防げなかった原因の一つである「役割と責任」について、明確にすると述べた。「公衆衛生上の緊急事態」の宣言の遅れでは「発生国の政府への政治的な配慮」が指摘されていたので、「国連の組織」であるWHOの権限をより強化する事を確認した[7]。

2003年のSARSアウトブレイクの折には、発生国への史上初めての「緊急ではない渡航の自粛勧告」という手を打って（第9章参照）、約8,000名の患者で流行を収束させたWHOの優れた経験が、なぜか西アフリカのエボラではあまりうまく生かされなかったのが残念である。

その国の政治・経済への影響などを配慮するあまり、データを出さなかったり、警告を発するのが遅れたりするのは、人間の方の都合に過ぎない。病原体は一切それを考慮しないので、人間側の対応が遅れれば遅れるほど、流行は広がり、結果的には、より多くの経済的損出をもたらす。

SOSを出すことは恥や欠点を他国に見せて国のイメージのマイナスにつなが

---

*7 https://www.reuters.com/articles/us-health-ebola-who/WHO-leadership-admits-failings-over-ebola-promises-reform_idUSKBNONA12J20150419

Ⅵ. 2014年、西アフリカでの拡散と文化の影響　　169

るように思われるが、こと感染症に関しては、国際協力がより早く得られ、対策の迅速化につながり、その結果、流行の早期抑制や患者数の減少になるので、極めて重要なことである。

このような事態をアフリカから遠く離れた国から見ていて、先進国でも同じ事態が起きるのではないかという危惧が、その当時極めて強かった。次第に終息し、また実態が判明してきてわかったことがあった。① アフリカ諸国の政治、経済や、社会インフラ（特に医療インフラ）の弱さが、背景にあった。これらがもっと強固に整備されていればここまで大きな事態にはならなかった。② 先進国は患者が少ないし、そのほとんどが流行国で感染し、治療のために帰国していた。手遅れで亡くなった 1 人を例外として、全員が回復した。③ 日本には、幸い輸入感染例がなかったが、医療インフラなどが整備されているので、手遅れにならない限り、まず死に至らない処置ができたであろう。

多くの問題はあったにしろ、14 世紀のペストのように世界の人口・経済・文化に大きな影響を及ぼさず、エボラは抑えられた。これは医学の進歩と国際協力の成果であった。

8. 医師の不安

カーン医師の死に象徴されるように、医療従事者の死亡が多かった。2014 年 12 月 7 日時点で、主要 3 か国で 639 人以上の医療従事者が感染し、その内 349 人以上が死亡（致死率 54.6％）と WHO は発表した。その後、2015 年 5 月時点で、3 か国で 815 人の医療関係者の患者の数は、一般成人の 21 ～ 32 倍という高い罹患率であった[*8]。

当然ながら、医師の中での不安感も大きく、シエラレオネでは、医師のストライキが起きている。彼らはストライキまでして政府に「きちんとした隔離治療装置の設置を」望んだ。2014 年 12 月 9 日に、政府は彼らの要求にただちに対応すると回答した。

9. 日本の活動

日本も西アフリカのエボラ対策への援助活動を行った。これは援助活動である

[*8] WHO: Health worker Ebola infections in Guinea, Liberia and Sierra Leone. http://www.who.int/CSR/resources/publications/ebola/health-worker-infections/en/

が、将来万一日本へ輸入された場合の訓練・調査の場でもあった。援助の内容は、無償援助であり、治療薬 T705（一般名：ファビピラル、商品名：アビガン）の供与、PPE の供与（70 万セット）、医療支援・疫学調査員の派遣（WHO を通じてのべ 20 人）、食糧援助などであった[9]。

10. 患者数

西アフリカのエボラが収束した 2016 年 3 月 27 日時点の WHO の集計では、今回の西アフリカの流行における患者総数は 28,646 人（死亡 11,323 人、致死率 39.5％）。内訳はギニア 3,811 人（死亡 2,543 人、致死率 66.7％）、リベリア 10,675 人（死亡 4,809 人、致死率 45.0％）、シエラレオネ 14,124 人（死亡 3,956 人、致死率 28.0％）であった。アフリカではこの 3 国を含めて合計 6 か国（他はマリ、ニジェール、セネガルの 3 か国で患者 29 人、死亡 14 人）、アフリカ以外で 4 か国（イタリア、スペイン、英国、米国）に患者が出た（合計 7 人、死亡は米国の 1 人）[10]。つまり、ほとんどが西アフリカ 3 か国での発生であった。

Ⅶ. 治療と予防

それまでは少ない患者数では開発するメリットがないと、あまり積極的に取り組まれてこなかったエボラへの治療薬と予防のためのワクチン開発が、2014 年の流行規模の大きさとアフリカ以外への拡散から、急ピッチで進められた。その結果、短い期間に治療薬の効果判定やワクチン開発が進んだ（表 8.4）。

治療薬としては日本の富山化学が開発した T705 が有効であった。この製品は、RNA 依存 RNA 複製酵素の阻害剤であり、鳥インフルエンザ H5N1 に有効であることで承認されていたが、同じ RNA を遺伝子とするエボラウイルスに対しても効果があった。また、エボラワクチンの候補製品がわずか 1 年以内に臨床試験段階に入った。

2016 年 1 月 20 〜 23 日にスイスのダボスで開かれた世界経済フォーラム年次総会で、米国メルク社と GAVI アライアンスがエボラワクチンの実用化の契約を結び、ギニアで第 3 相の治験が行われた。それは、Newlink/Merck エボラワクチン（VSV-ZEBOV）であり、カナダ国立微生物学研究所公衆衛生局（PHAC）

---

*9 http://www.mofa.go.jp/mofaj/af/af1/page23_001160.html
*10 http://apps.who.int/ebola/current-situation/ebola-situation-report-30-march-2016

表 8.4　エボラ出血熱治療薬とワクチンの候補（2014 年）

治療薬	
抗体	・ZMapp【米国、マップ】 ・回復患者の血清
抗ウイルス剤	・ファビピラビル【日本、富山化学】 ・TKM-ebola【カナダ、テクラミ】 ・ブリンシドフォビル【米国、キメリックス】
ワクチン	・cAd3-ZEBOV【米国、NIH ＋英国、GSK】 ・rVSV-EBOV【カナダ、PHAC ＋米国、ニューリンク】 ・EBOV GP【米国、ノヴァヴァックス】 ・MVA-BN Filo【デンマーク、バヴァリアン・ノルディック＋英国、ジョンソン＆ジョンソン】

が開発し、米国ニューリンク・ジェネティクス社（現在はメルク社）が製造するワクチンである。水疱性口内炎ウイルス（VSV）を元にエボラウイルスの糖たんぱく質遺伝子を挿入して作製された組換えウイルスワクチンで、マウスにおける防御効果は 10 年以上前に報告されていた。

　新しい動きとして、このエボラの流行や 2016 年に南米から始まったジカウイルスの流行が拡大している事態を受けて、新興感染症への早期対応を目指して、「エボラの父」ピオットやウェルカム・トラストのファーラー Jeremy Farrar らは 2016 年 8 月、伝染性疾病予防イノベーション連合（The Coalition for Epidemic Preparedness Innovations：CEPI）を立ち上げた。ウェルカム・トラスト、ゲイツ財団、ノルウェー政府などが主導して官民連携で実施しようという試みである。彼らは言う。「新たな伝染病の大流行が起きてから数百億ドルを費やすのを避けるため、日本を始めとする G7 諸国にいま問われているのは、事前の準備のための数百万ドルの投資ができるのかどうかだ」[*11]。

　幸い、2015 ～ 2017 年は流行がなかったが、今後の治療薬、ワクチン開発の継続と早い実用化が期待される。

Ⅷ. 危険病原体の分類と高度安全実験室

　近年の中東アフリカ地域起源の新興感染症は多い（表 8.5）。
　危険度の高い新興感染症の多くがアフリカなど熱帯地域に発生起源がある。そ

---

*11　ジュラミ・ファーラー、ピーター・ピオット：新たな伝染病への備えワクチン開発に投資を。2016 年 11 月 26 日 朝日新聞「私の視点」

の理由は、熱帯地域はもともと野生動物の種の数が多いこと、また、その動物が人や家畜と接触することが今まではほとんどなかったのが、経済活動の拡大により、接触する機会が増えたことによる。コウモリからエボラウイルス病が広がったと思われているのもこの理由による。これらの感染症自体は、急に出現したものではなく、動物だけ、あるいは、狭い地域のヒトの風土病として、おそらく古くから存在していたものと考えられる。

表8.5 中東アフリカ地域の新興感染症

クリミア・コンゴ出血熱
エボラ出血熱
ラッサ熱
マールブルグ病
中東呼吸器症候群（MERS）
HIV/AIDS

表8.6 感染症法による分類

	RNAウイルス	DNAウイルス	細菌
1類	エボラ出血熱 クリミア・コンゴ出血熱 南米出血熱 マールブルグ病 ラッサ熱	痘そう	ペスト
2類	ポリオ SARS MARS 鳥インフルエンザ（H5N1） 鳥インフルエンザ（H7N9）	―	結核 ジフテリア

日本の感染症法では、感染症を1類から5類まで5段階に分類している。これは、感染力と罹患した場合の重篤性、治療法の有無などに基づく総合的な観点から見た危険度で分類されている。その内危険度の高い1類（7疾患）、2類（7疾患）を示す（表8.6）。

病原体を扱う場所は外部に病原体が漏れることなく、また、実験者の安全が保障されなくてはならない。それらの病原体を扱うための実験施設がバイオセーフティーレベル（Biosafety level：BSL）施設で1から4まで分類されている。エボラウイルスは、最も厳重に規制されたBSL-4施設で扱わなければならない。施設で扱うべき病原体の分類は感染症法に基づく病原体の危険度分類とほぼ並行しているが、完全には一致していない。

病原体を扱う施設のマークとしてバイオセーフティーのマークが定められている（図8.6）。

世界のBSL-4施設は合計44施設が確認されている（図8.7）。現在、建築中のものもあり、少し

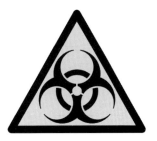

図8.6 バイオセーフティーのマーク
世界共通である

Ⅷ．危険病原体の分類と高度安全実験室　173

ずつ増えている。

　日本では、国立感染症研究所村山分室に高度安全実験室（BSL-4）が1981年に建設された。建設当時、研究者は、この施設ができれば実験室感染などの危険が防げるので、素晴らしい施設であると期待していた。一方、完成後に病原体が漏れることに対する不安を感じる住民からの使用差し止め要求が出て、厚生省（当時）局長の判断で、長い間BSL-4施設としては使用されていなかった。

　1987年3月シエラレオネから日本へ帰国した人が、エボラと同じ1類感染症に指定されているラッサ熱を発症したが、その確定診断はBSL-4施設が使用できないことから日本では行えず、米国CDCに検査を依頼した。患者は幸い回復した。

　私は2002年から2005年間、CDCの客員研究員でいたが、その間に、多くの日本人が見学に訪れた。そのすべての人がBSL-4施設の見学を求めていた。新聞記者、微生物の研究者、厚生労働省の職員などであった。BSL-4の見学には、前もって訪問者のプロフィールや見学目的などの書類、パスポートのコピーまで提出して許可を得なければならない。CDCにいる数少ない日本人研究者の義務だと思い、私はその手続きを行ってきた。私が最後にBSL-4施設の研究員に見

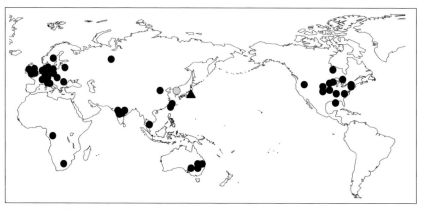

● : 稼働中
◯ : 稼働予定
▲ : 日本（国立感染症研究所）のBLS-4施設は、BSL-4病原体を扱っていない。

図8.7　世界のBSL-4実験室

(出典　安田二朗：感染症教育研究拠点で私たちが目指すもの、シンポジウム「感染症対策の未来」(2016年10月10日) 配布資料)

学依頼した折には、厳しいコメントを貰った。「私が研究の時間を割いてこの施設を日本人に案内するのは、日本にも稼働するBSL-4施設が必要で、それに役立つと信じてきたからである。それなのに日本では一向に何の動きもないではないか。もう案内したくない」。日本の覚悟のほどを試された厳しい言葉であった。

それから10年を経て、2014年のエボラの流行を受けて国立感染症研究所のBSL-4施設の重要性の認識が高まり、2015年8月7日、検査のためにのみBSL-4として使用することが可能になった。この施設以外に日本では、エボラなどの1類感染症の検体を検査できる施設はない。

また、理化学研究所つくばキャンパスには1984年遺伝子組換え用のBSL-4施設が作られたが、建設当初から地域住民の反対があり、訴訟が起きて使われていない。

研究用のBSL-4施設として、現在長崎大学が建設を計画しているが、過去の教訓を活かして入念に市や県、周辺住民への説明と協議を重ね、時間をかけて、理解を得てきた。2016年11月18日現在、市や県は容認の方向に進み、市・県・大学の協議会も作られている。11月22日、長崎県と長崎市、長崎大学が県庁で協議し、県と市はともに事業化に協力することで合意したと発表した[*12]。2017年2月15日、政府の検討委員会が、長崎大学BSL-4の安全対策を国の監視委員会がチェックする方針を了承した[*13]。地元自治体と住民の協力を得て、設置に向けた動きが加速することが期待される。

病原体の取り扱い、空港の建設、産業廃棄物処理場の建設、原子力発電所の安全問題などが年を追って社会的に大きな関心を呼ぶようになってきた。本書の主題でもあるように、感染症対策は、もちろん技術的な対策が最重要ではあるけれども、不安、恐怖に対する心理的、社会心理的対策が、それと同じくらい重要であることを私は歴史を通じて実感している。もはや、どの分野であっても、研究者は社会とのかかわりを無視しては存在しえない。人々の不安というものは、対象が未知で、不可視、不可触なものであればあるほど、理性よりも感情により強く左右されて不安感が高まる。しかし、難しいのは説明を尽くしたから100%の理解が得られるということは、どの問題、どの国においてもあり得ないことにあ

---

*12　長崎大のBSL4施設長崎県・市が事業化協力で合意
　　　http://www.asahi.com/articles/ASJCR26J6JCRUBQU008.html
*13　長崎大に感染症研究拠点設置を政府検討委が了承、2017年2月15日　朝日新聞

る。不安を100%解消できることはないという限界を知りつつも、説明を可能な限り尽くし、常に疑問に答えてゆくという姿勢がもはや欠かせなくなっている。

IX. 日本における感染症指定医療機関

　このようにリスクの大きい感染症に感染した人の国内での治療施設が、年々整備されてきている。

　2018年1月4日現在、特定感染症指定医療機関：4医療機関（10床）、第一種感染症指定医療機関：53医療機関（99床）が指定されている（表8.7）。特定指定の4機関は、海外から帰国したり入国したりする国際空港の近くと首都に重点的に設置されており、第一種指定も兼ねている。これ以外に、第二種感染症指定医療機関すなわち、感染症病床を有する指定医療機関が346医療機関（1,735床）、結核病床（稼働病床）を有する指定医療機関が196医療機関（4,078床）指定されている。

表8.7　日本における感染症指定医療機関

特定感染症指定医療機関（4機関）	
成田赤十字病院	千葉
国立国際医療研究センター	東京
常滑市民病院	愛知
りんくう総合医療センター	大阪

第一種感染症指定医療機関（49機関）	
（関東圏）	
JA とりで総合医療センター	茨城
自治医科大学附属病院	栃木
群馬大学医学部附属病院	群馬
埼玉医科大学病院	埼玉
成田赤十字病院	千葉
都立墨東病院	東京
都立駒込病院	東京
東京都保健医療公社荏原病院	東京
横浜市立市民病院	神奈川

（出典　厚生労働省：感染症指定医療機関の指定状況（平成30年1月4日現在）http://www.mhlw.go.jp/bunya/kenkou/kekkaku-kansenshou15/02-02.html より抜粋）

X. エボラの余波

　エボラが他の疾患や公衆衛生に及ぼす影響については、早くから国境なき医師団が警告していた。「今回のエボラ対策は、感染を抑え込めばいいというだけではありません。エボラで数千人が亡くなっている一方、それよりはるかに多くの人びとが、簡単な治療で治るはずの病気で命を落としています。医療機関が機能しなくなっているからです。医療機関の再稼働にも支援が必要です」[*6]。

　エボラ出血熱の大流行に見舞われた西アフリカの3か国で、医療体制の崩壊により予防・治癒が可能なマラリアでも適切な治療が受けられず約1万1,000人が死亡した可能性があることが、世界マラリアデー（World Malaria Day、4月25日）にあわせて2015年4月24日に、発表された。エボラ感染データモデルによ

176　　　第8章「エボラウイルス病」

ると、これら3か国では殺虫剤処理が施された蚊帳の配布が滞っており、さらに3,900人がマラリア感染で死亡する可能性があるという。

これは、英国のロンドン大学インペリアルカレッジ（Imperial College London）の研究チームが、西アフリカのギニア、シエラレオネ、リベリアにおけるマラリア予防と治療に関する2000～2014年3月の人口統計と健康調査データを分析したもので、エボラ出血熱の流行を遠因としてエボラによる死者数に相当するマラリア患者が死亡した可能性を示唆している[14]。

またユニセフによれば、シエラレオネで、エボラの影響を受けた子供は1万4,185人。うち、男の子が7,048人、女の子は7,137人。また、その1万4,185人のうち、一方もしくは両方の親を失い孤児となった子供は7,818人、保護者とはぐれた子供は504人（何人かの孤児を含む）、心のケアを受けた子供8,650人、および養育者は6,278人[15]という。

さらにまたエボラの影響で、今後一年間に妊婦が産後ケアを受けられずに、死亡する可能性があるという推定を国連人口基金は2014年11月21日に明らかにした。これは、エボラの影響で多くの病院が機能不全に陥っていて、産科のケアが受けられないと予想され、感染が拡大しているリベリアとシエラレオネ、ギニアの3か国で今後1年間で12万人の妊婦が死亡するおそれがあるという推測による[16]。

2017年、ギニアで麻疹の流行があった。特に首都のコナクリとンゼレコレ州での被害が大きい。2017年に入って3,468件の感染例が報告され、14人が亡くなった（http://www.msf.or.jp/news/detail/headline_3432.html）。MSFは保健省と連携し、4月7日から首都コナクリで集団予防接種を開始した。麻疹流行の理由として、2014～2015年のエボラ大流行で、医療資源がエボラ対応に集中されたこと、エボラ感染のリスクを下げるために予防接種が中止されたこと、住民が感染を恐れて保健医療施設へ行かなくなったことなどから、定期予防接種の規模が著しく縮小された結果であると推測されている。国連のエボラ対応担当によると、エボラ流行期に3か国への支援として支出された資金のうち、保健医療システムの復興への割り当て分は18％に過ぎないという。保健省はエボラ終息後、

---

*14 http://www.afpbb.com/articles/-/3046406
*15 https://www.unicef.or.jp/news/2015/0008.html
*16 http://www.africa-news.jp/news_ahF8Mz5yHS.html

Ⅹ．エボラの余波

集団予防接種を再開して接種率の向上に努めたが、流行を未然に防ぐまでには至らなかった。その結果、2月8日に麻疹の流行宣言を出して警戒を呼びかける事態となっている。これらのことからエボラによる直接的な被害に加えて、間接的な被害も大きいことが分かる。それほど感染症アウトブレイクの影響は大きい。

リベリアの補助看護師のカルワ Salome Karwah は、自ら感染し、また多くの家族を亡くしても、自らはそのエボラでは生き延びていた（図 8.8）。そして、"Ebola fighter" と Time 誌上でたたえられながら、2017年2月21日に死亡した。出産時の合併症であった[*17]。エボラから生き残ったのでエボラに対する免疫が出来、生き残った者の義務として MSF の病院に戻って患者のために尽くした。この出産死はエボラのために妊婦への十分な医療支援が整わなかった背景と関係があるかもしれない。エボラの対策に先頭になってあたり、自ら感染死したシエラレオネのカーン医師と同じように、惜しまれる尊い犠牲である。

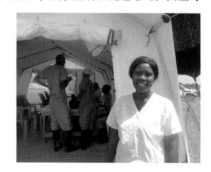

図 8.8 Salome Karwah
(©Adolphus Mawolo／MSF)

XI. 広がりの速さ──航空ネットワークの発展のスピード

20世紀、特に後半に入って、世界の変化は激しい。人口は爆発的に増え、経済活動は活発になり、資源を求めて、人は世界に広がり、今まで行くことのなかった地域へ入り込むことになった。例えば、木材は、熱帯から補給されている。奥へ奥へと熱帯雨林が開発、つまり破壊されている。

この開発の結果、未知の世界には、未知の衛生環境、未知の病原体もあったので、それらが人に感染する機会も増えた。人の移動の規模の大きさと頻度の上昇は、航空機の発達による。現在の航空路線は20万を超え、今この瞬間において上空を飛行している航空機は5,000機を超えるといわれている。感染症のほとんどは人によって運ばれるので、人の移動規模の増大とともに感染症も広がる規模と速度が増す。2014年のエボラがアフリカ以外にも広がった背景がここにある。

天然痘はラクダから入ったと言われているが、その当時の新興感染症であり、

＊17　http://time.com/4683873/ebola-fighter-time-person-of-the-year-salome-karwah/

数千年にわたって、ヒトを最も多く殺してきたウイルスであった。それが、1980年に人類の英知によって根絶され、その栄光のお陰で、人はますます長く生き、人口を増やしてきた。この結果、エボラのアウトブレイクも起きた。つまり、人類と感染症との戦いに終わりはない。

　今後も、新興感染症の出現は絶えることはない。人類は、常に新興感染症に遭遇している。それに対抗するには、早期発見、早期治療、そして予防しかない。

第 9 章 「SARS と MERS」
―コロナウイルスによる重症呼吸器疾患

Ⅰ. 2003 年の米国

　私は、2002 年 10 月 1 日から 2005 年 9 月 30 日まで 3 年間、米国の CDC（Centers for Disease Control and Prevention、疾病対策センター）に客員研究員として滞在していた。2003 年 2 〜 3 月、米国では二つの大きな出来事で騒然としていた。

　一つ目は、2003 年 3 月 20 日に始まったイラク戦争であった。ブッシュ大統領が英国、オーストラリア、ポーランドなどと有志連合を形成して、イラク武装解除問題の進展義務違反をとがめて「イラクの自由作戦」の名のもとに始めた。しかし、後に明らかになったが大量破壊兵器（核兵器）もバイオテロの病原体（天然痘）もなく、2001 年 9 月 11 日の同時多発テロの指示者も見つからなかった。前もって兵士 60 万人には、安全のために天然痘予防のためにワクチン接種（種痘）を行った。大統領がワシントンでテレビを通じて兵士への種痘実施を発表した 2002 年 12 月 13 日には、CDC でそれを同時中継し、全所集会があった（前作第 2 章参照）。

　二つ目は、重症化する急性の非定型肺炎であった。その肺炎は、後に SARS（severe acute respiratory syndrome、重症急性呼吸器症候群）と呼ばれ、世界に知られ、皆に不安を与えた。その始まりは、2002 年 11 月で、中国広東省で、非定型肺炎の報告があったが、原因不明であった。その当時にはクラミジア肺炎説がでたが、少し後の 2003 年 1 月にはマイコプラズマ肺炎説も唱えられるようになった。2 月 11 日に広東省における記者会見が一つのきっかけになり、非定型肺炎患者の存在が WHO（World Health Organization、世界保健機関）などに知られ始めた。続いて 2003 年 2 月 28 日に、ベトナムのハノイのフレンチ病院で非定型肺炎、ことによると鳥インフルエンザかもしれない患者の報告が WHO のハノイ事務所に入った。この後に、世界が SARS を知ることになる。

Ⅱ. ウルバニ医師による SARS の発見と死

　フレンチ病院で、その患者を診察した WHO 医官のウルバニ Carlo Urbani

（1956〜2003年イタリア、図9.1）が、「この非定型肺炎は、鳥インフルエンザともクラミジア肺炎とも異なる」とWHOの西太平洋地域事務局（本部：マニラ）に報告した。こうして非定型肺炎が国境を越えて広がっている可能性が強くなった。

フレンチ病院では医療関係者の間にも感染者が出た。事の重大性を認識したWHOは3月9日、ベトナム政府高官の参加を要請してハノイで緊急会議を開き、フレンチ病院の閉鎖と、隣のバクマイ病院の隔離病棟への患者移送を決めた。

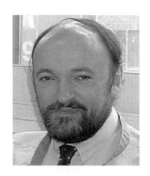

図9.1　カルロ・ウルバニ
（出典　国境なき医師団）

その時期、ウルバニは、若い頃国境なき医師団に所属していたこともあり、ハノイのWHO現地事務所のオフィスに居ることなく積極的に患者の診断・治療に参加していた。タイのバンコクで行われる学会参加のために、3月11日バンコク行きの航空機に搭乗し、その機内で自らが感染していることに気がついた。空港に迎えに来ていた米国CDCの職員に対して近寄らないように伝え、ベンチに座り、救急車の到着を待ち、すぐさまバンコクの病院に入院した。翌日の3月12日、WHOは重症非定型肺炎が広がっていることに対して世界的警報（グローバルアラート）を出した。ウルバニは、ハノイにいた彼の家族に対して、イタリアへの帰国を指示した。そして、治療の甲斐もなく3月29日死亡した。46歳であった。彼の死はSARSとの戦いの初期に起きた尊い犠牲であった。4月16日にWHOはこの非定型肺炎をSARSと命名した。

既知の他の疾患とは異なる新しい疾患であるという彼の指摘が、その後にWHOによるSARS対応が素早く行われることに大きく貢献した。

そして、彼の検体をいち早く手に入れたCDCは、ウイルスの分離に成功する。

Ⅲ．CDCの研究チーム

SARSと名付けられたこの重症呼吸器疾患の原因ウイルスは、いくつかの研究機関で分離され、電子顕微鏡による形態からコロナウイルスであることがわかった（図9.2）。コロナウイルスはそれまでもヒトから複数種が分離されていたが、既知のウイルス種では鼻風邪や上気道炎などの軽い症状しか起こさず、重症急性の呼吸器症状の原因にはならない。したがって、SARSの原因ウイルスは新種のコロナウイルスではないかと推測され、分離されたウイルスの遺伝子解析がいく

つかの研究室で並行して競争のように始まった。

　CDC が出した遺伝子情報はその中では時間的には 1 番ではなかったが、ウイルス遺伝子の全塩基配列を決めたという意味で最初であった。CDC で分離したウイルス株はカルロ・ウルバニ株と名付けられている。

　CDC が最初に全塩基配列を決定できたのには、緊急の特別チームを形成できたからであった。最初このウイルスは麻疹の仲間であるヒト・メタニューモウイルス（human metapneumovirus：hMPV）かもし

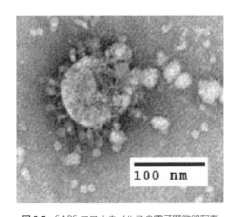

図 9.2　SARS コロナウイルスの電子顕微鏡写真
(出 典 Centers for Disease Control and Prevention："SARS-CoV Images" https://www.cdc.gov/sars/lab/images.html)

れないと考えられていたので、当時私の所属していた麻疹や風疹を研究している部に話がきた。すぐにコロナウイルスであることがわかったが、研究チームはそのまま部内で形成された。部内の博士号を持つ研究者を募ってチームを形成し、ウイルスの遺伝子をいくつかの部分に分けて担当し、2～3週間で全遺伝子解析を完了させた。それを統括していたのが3人の室長であった。休日に室長が議論して論文を作成し、すぐさま Science に投稿した。したがって、この論文は、共同著者が35人と極めて多い[*1]。筆頭著者は麻疹ウイルス室長のロタ Paul Rota であった。早くも 2003 年 5 月 1 日には電子出版されている。

　日々新しいデータが出てくるという、部内の緊張と興奮を私も少し共有することができた。さすが CDC だと思い、風疹室長であった共著者の一人 Joseph Icenogle に尋ねた。「CDC ではいつもこのようなプロジェクトチームができるのか？」「今回が初めてで、これは画期的なことだった。CDC のミッションを研究者各人が自分自身のミッションとしてくれたからできた」。疫学で名を馳せていた CDC が研究でも名を挙げた瞬間であった。騒ぎが落ち着いてから、研究こそは我々と自負していた NIH（National Institutes of Health、米国立衛生研究所）

[*1] Rota PA, et al.: Characterization of a novel coronavirus associated with severe acute respiratory syndrome. Science. 300:1394-1399, 2003

からの嫉妬がすごかったと教えてくれた。これは研究競争はどこにでもあるのだということを知らされたエピソードでもあった。いずれにしても、検体を手に入れた CDC のネットワークの凄さを知らしめた出来事であった。この頃には、米国内でも SARS の恐怖が広まっていた。

このときウイルス分離に使われた培養細胞は、アフリカミドリサルの腎臓細胞から作られた Vero 細胞であり、1962 年、日本の安村美博が開発して世界的に広く使われていた細胞であった。遺伝子解析技術も、すでに世界に広く普及していて試薬と装置さえあれば、誰でもできる技術になっていた。差を分けたのは、まず検体の入手の速さ、ついでプロジェクトチームの形成だった。

CDC の日々進展する研究活動の興奮した雰囲気の中にいた私も、中国やベトナムに米国よりもはるかに近い日本が、SARS 発生当時まったく何もできなかったことに大変衝撃を受けて、日本の朝日新聞に「感染症対策　アジアの研究網つくりを」と投稿した（2004 年 2 月 2 日掲載）。この SARS の突然の出現と検体入手ができなくて研究開始が出遅れたことは、当然ながら日本の感染症研究者や公衆衛生に関する研究行政機関に大きな衝撃を与え、感染症研究国際ネットワーク形成のきっかけとなった。2004 年文部科学省が感染症研究国際ネットワーク推進プログラム（J-GRID：Japan Initiative for Global Research Network on Infectious Diseases）を立ち上げ、その支援組織として「感染症研究ネットワーク支援センター」（5 年後に新興・再興感染症研究ネットワーク推進センターと名称変更）を理化学研究所に設置した。J-GRID は 2015 年に再編されて省庁の壁を越えた内閣府所属の国立研究開発法人日本医療研究開発機構（Japan Agency for Medical Research and Development：AMED）に所属し、その一つの柱になっている。CDC から帰国した私も、2006 年 4 月〜 2015 年 3 月の間、理化学研究所のセンターに所属した。

Ⅳ．SARS の症状

病名が示す通り、重症で急性の呼吸器症状である。SARS の主な症状と MERS との比較を示す（表 9.1）。

SARS の最初の臨床症状は 38℃ 以上の発熱とされているが、これだけでは感冒を含めて多くの疾患が引っかかる。この診断基準がアウトブレイクの初期には、臨床医と公衆衛生当局を悩ませた点であった。疑わしい時には胸部 X 線写真を撮るが、像が白く不鮮明（すりガラス状）になるのが特徴である。現在では、他疾

184　　　第 9 章「SARS と MERS」

患との鑑別のために抗体検査やウイルス遺伝子診断などの明確な方法が使える。

2003 年 の SARS 流 行 時、当時アトランタにあった唯一の日本のTV局（テレビ朝日）から CDC の私にいきなり電話が入り、夕方にもインタ

表9.1 SARS と MERS の主な症状

	臨床症状
SARS	初期は、インフルエンザ様（38℃以上の発熱、悪寒戦慄、筋肉痛）→肺炎症状（咳、呼吸困難など）。下痢（出現率：70％）。ARDS（急性呼吸窮迫症候群）で死亡あり。集中治療を必要（20％）。
MERS	初期は、インフルエンザ様（発熱、咳）、息切れ、時に下痢。高齢や基礎疾患（糖尿病、慢性肺疾患、免疫不全など）ありで重症化。

ビューに伺いたいと言ってきた。CDC に所属しているウイルス学者で、かつ日本語が話せるという条件だったのが、私に話が来た理由であった。CDC を中心とした米国の SARS 対応について話した。このことからも、当時の日本におけるSARS への関心（あるいは、不安）の高さがうかがわれた。

初期の頃の SARS の症例報告は、国の事情によって異なり、疑い例、可能性例の報告であり、確定例は少ない。国や施設にもよるが、すべての疑い例において、ただちにX線撮影や抗体検査・遺伝子検査ができるとは限らなかった。

日本において 2003 年 5 月 8 ～ 13 日に観光目的で関西・四国地方を旅行した台湾の医師が、帰国後 SARS の疑いで隔離された。その旅行訪問先の接触者の感染の可能性を心配して、日本国内も一時騒然となった。接触の可能性があったのは、604 名であったが、疑い症状があったのは 2 人で、その 2 人についても抗体・ウイルス遺伝子検査が行われたが、すべて陰性であった。

日本でも何度も、疑い例、可能性例が出たけれども、その都度行われた確定診断はすべて陰性であり、結果的には日本の SARS 患者はゼロであった（図 9.3）。これはたまたま出なかったという、単に非常に幸いな出来事であったというべきであろう。

SARS は病原体がウイルスなので、抗菌薬（抗生物質）は効かない。また、SARS 特有の治療法はないので、肺炎を治療し、全身状態の改善などの対症療法になる。

V. SARS の病原体

SARS の病原体であるコロナウイルス（Coronavirus）の名称の由来は、電子顕微鏡で撮影されたその形が、太陽のコロナ（corona）のように見えるからである（図 9.2）。すでにヒトや動物で多くのウイルス種が発見されていた。ヒトから発

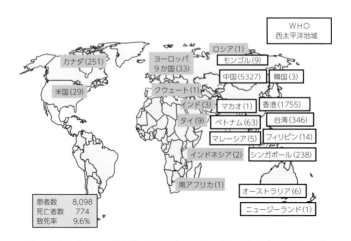

図 9.3 SARS の国別報告数（2002 年 11 月 1 日 − 2003 年 7 月 31 日）
(WHO：Summary of probable SARS cases with onset of illness from 1 November 2002 to 31 July 2003 を改訂)

見されていたものは、軽症の風邪症状を起こすだけであり、重症急性の肺炎症状を引き起こしたのは SARS が初めてであった。

　飛沫感染が、主な感染ルートである。また少数例と考えられるが、便からの感染もあり得る。コロナウイルスは、ウイルス粒子内部の遺伝子が外側の脂質膜（エンベロープ）に被われており、この膜が洗剤やアルコールに弱く、容易に感染性を失う。しかし、ウイルスが含まれる排泄物、嘔吐物が乾燥しても感染性は失われない。ウイルス遺伝子は＋鎖（そのままメッセンジャー RNA として働く）の一本鎖 RNA で、RNA ウイルス中では最大の約 30 kb（3 万塩基）である。

　香港におけるホテル宿泊客への感染では、同じ 9 階で患者が多発した（図 9.4）。これは後に出された WHO − 香港政府の報告書では、患者の泊まっていた部屋の前のカーペットから大量のウイルス RNA が見つかっており、ここからエアロゾル化したウイルスが 9 階のフロアに充満していたのではないかという仮説が提唱されている。

　SARS コロナウイルスが細胞に入る際に使う受容体（レセプター）も、早くも 2003 年には ACE-2（angiotensin-converting enzyme 2）と決定された。

VI. 疑われたハクビシンとコウモリ

　感染経路をめぐっては、流行中から疫学的研究が精力的に行われた。最初の患

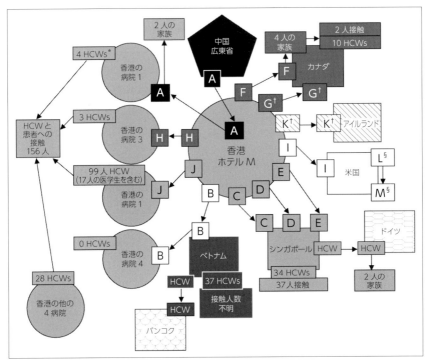

* 医療従事者
† G.K 以外の客は 9 階に滞在。G は 14 階、K は 11 階に滞在。
§ L と M は夫婦で A 滞在中はホテル M に居なかった。しかし、G、H、I が発病中にホテルに滞在。

図 9.4 香港のホテル M における SARS の拡大
(出典　Centers for Disease Control and Prevention："Update: Outbreak of Severe Acute Respiratory Syndrome --- Worldwide, 2003" https://www.cdc.gov/mmwr/preview/mmwrhtml/mm5212a1.htm)

者発生が中国広東省仏山であったことから、広州のライブマーケット（生きている動物や鳥の市場）が集中的に調べられた。マーケットの従事者からウイルス遺伝子や、ウイルス抗体が見つかり、顕性、不顕性の感染があったことが想定され、さらにそこで扱っている動物についても調べられた。その結果ハクビシンが浮上し、ハクビシン由来説が有力になった。ハクビシン（白鼻芯）は中華料理の食材の一つであり、顔の中央に 1 本縦に白い筋が通っていることから付いた名で、ジャコウネコ科に属する。日本でも帰化動物として現在では広く分布している。

　コウモリが持っていたウイルスが、ハクビシンを飼育している施設で流行し、

Ⅵ. 疑われたハクビシンとコウモリ　　187

その感染ハクビシンが市場に運ばれたのではないかという説がある。SARS コロナウイルスに似たウイルス遺伝子がキクガシラコウモリ *Rhinolophus ferrumequinum* から検出されたことから、キクガシラコウモリあるいは、近縁のコウモリが SARS ウイルスの自然宿主ではないかと、思われている。おそらくコウモリコロナウイルスの間の遺伝子組み換えで SARS コロナウイルスが誕生したのではないかと考えられている。

SARS に関して、誰もが不思議に思うことは、この 2002 ～ 2003 年の広州起源の流行のみで、その後は 1 度も発生していないこと、また、過去に遡っても、それらしい疾病の発生報告が無いことである。この件については、CDC のロタとも話したが、過去において、おそらく風土病としてごくまれには発生しており、規模が小さく終了して、例えば、重症の風邪として処理されていた可能性があるのではないかという推測になった。

Ⅶ. 香港のホテルで起こったことと北京の緊張

2003 年の SARS の広がりには、中国系共同体の社会的・文化的背景が大きく関係している。それは、一族の結束が強いという背景である。その象徴として大人数が集まる結婚式がある。2002 年 11 月 16 日の第 1 例から感染した広州の医師が結婚式出席のために香港のホテルの 9 階に滞在して、そこから急速に感染が拡大した。体調が悪かった医師は、おそらく結婚式にも出席できず、直後に死亡した。華僑などの中国系社会の世界的広がりを反映して、中国、シンガポール、ベトナム、カナダのトロントなどへも、ホテル同宿者を通じて運ばれる結果になった（図 9.4）。約 8,000 名の患者の大半は中国系であった。

北京では、日本の支援で建てられた日中友好病院が、SARS の専門病院になった。ここでの問題は、(1) 明確な診断基準がないこと。38℃以上の発熱というだけで、どのように患者を選別するか？ 施設には全員を X 線撮影する能力がない。(2) 院内感染防止対策の不備。隔離領域（汚染区）を確定して対応したが、特に隔離や感染防御機材が不十分であった初期には多くの医療従事者への感染と死亡が起きた。(3) 感染防御機材の不足。初期には、通常の外科用マスクさえ十分ではなかった。後に整備された N95 マスクの苦痛（直径 0.3 μm の微粒子を 95％さえぎる能力があるが、空気の通りも悪くするので、呼吸そのものが大変苦しい）、全身を何重にも防御する衣類や手袋などで、動作が緩慢になり、かつ緻密な手作業がしにくい。それに加えて、防御服内での体温上昇や発汗で、医療従

188　　　第 9 章「SARS と MERS」

事者の肉体的・精神的疲弊が頂点に達した。その消耗は、ヒマラヤなどの高山への重装備の登山のようであったと回想されている[*2]。ある病院では、感染の恐怖と過重労働で、医療従事者が脱走し、当局が病院の外側から脱走防止をする事態さえ起きた。

このような、過酷な条件の中で、北京の日中友好病院を中心とする医師、看護師は使命感を失うことなくよく耐えて、アウトブレイクを終わらせ事態を乗り切った。

Ⅷ. WHO の緊急ではない渡航の自粛勧告

中国、特に北京での患者急増の事態の中で、WHO は、画期的な手を打った。2003 年 4 月 2 日、流行地である香港と広東省への緊急ではない渡航の自粛勧告であった[*3]。ジュネーブにある本部から出されたが、実質的な担当は、WHO 西太平洋地域事務局であった。以後、次第に他の流行地である北京、山西省を加え、さらに、5 月 8 日には、台北、天津、内モンゴル自治区まで、自粛勧告の地域を広げていった。この勧告が功を奏し、各国の防疫の努力と相まって、SARS は急速に収束に向かった。当時の西太平洋地域事務局は、日本から選ばれた尾身茂（現 地域医療機能推進機構（JCHO）理事長）が事務局長であり、押谷仁（現 東北大学教授）など多くの日本人が献身的に協力した。

社会的・心理的・経済的には、世界に多大の影響を与えたけれども、未知のウイルス病が、患者数 8,098 人、死亡 774 人で押さえられたのは、公衆衛生対策としてたいへんな成功であった。また医学的にも、病気の存在が明らかになってから数か月という極めて短時間に、ウイルス分離、ウイルスの全遺伝子情報の解明、感染ルート推定などの疫学的成功を収めて、WHO を始めとする世界的な研究・対策ネットワークの勝利であり、21 世紀初頭の医学面での画期的な事件であった。

この SARS 事件では、組織としては WHO と米国 CDC がその存在意義を改めて世界に認められ、組織の評価が格段に上がった。

その結果、当時の CDC 長官（2002 ～ 2009 年）のガーバーディング J. L.

[*2]　麻生幾：『北京 SARS 医療チーム「生と死」の 100 日』新潮社、2004
[*3]　WHO issues warning on killer virus. http://st.japantimes.co.jp/english_news/news/2003/no20030411/no20030411main.htm?print=noframe

Gerberding は時の人として、米国内はもちろん、世界的にも広く顔が知られることになった。彼女は、2007 年のフォーブス誌の「世界の力ある女性 100 人」の 1 人として選ばれ、また、組織としての CDC は、2004 年の調査では、連邦政府の機関の中での「よくやっている」という評価が 66% と他の機関を圧倒して第 1 位であった。感染症の研究を総合的に行う学問として疫学があるが、米国の科学分野における職業として、疫学者・医学研究者（Epidemiologist/Medical scientist）のランクが高くなり、第 2 位（2016 年）にまで上がった。これらの高い評価には SARS などでの CDC の活躍が大きく貢献している。

IX. SARS の教訓

2002 年中国南部で肺炎が出ており、鳥インフルエンザかもしれないなどの疑いがあることから、WHO は中国での現地調査を提案して中国行きを計画していたが、中国から入国許可が出なかった。

SARS が注目され始めた 2003 年 3 月 26 日になって初めて、中国国務院衛生部は、2002 年 11 月 16 日から 2003 年 2 月 9 日にかけて、広東省で合計 792 例の、「非定型肺炎」の症例（うち 31 例の死亡）を WHO に報告した。また、4 月 20 日には、今まで公表していなかった 399 例の SARS 発症者の数を WHO に報告した。しかし、すでにこの時点で中国の患者は約 2,000 名に達していた。流行や社会的不安の予想外の大きさから、北京市長と国務院衛生部長（日本の厚生労働大臣に相当）が更迭された。

もし、非定型肺炎の報告がもっと迅速に出されたり、WHO の調査がすぐに認められていれば、中国国内や WHO などの対応もより早く実施されていたのではないかと、感染が拡大した後に指摘されている。

当初から中国が恐れていた経済活動に対するマイナスの影響は、終息後の推計では、予想以上に大きな値になった（図 9.5）。アジア開発銀行の推計によれば、世界では 280 億ドル（3 兆 4,000 億円）の経済的損失とされた。

2003 年のこの SARS とイラク戦争の 2 大要因による航空客の減少により、米国の主要航空会社すべてが経営赤字を出した。日本の航空会社も例外ではなく、世界の航空業界の経営は悪化した。

トロントの中国系社会を中心とした SARS の流行では、いったん終息したと思われたので、カナダ当局は安全宣言を発表した。しかし、その後に小規模とはいえ 2 度目の流行が起こり、急ぎすぎた終息宣言への反省も起きた。

190　　　第 9 章「SARS と MERS」

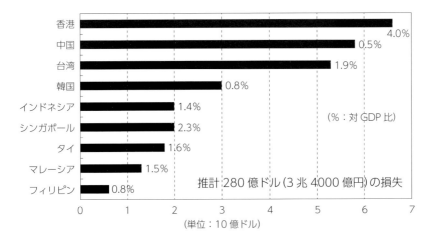

図 9.5 SARS が各国・地域にもたらした経済的損失の推計
(出典 Emma Xiaoqin Fan: "SARS: Economic impacts and implications" ERD policy Brief Series, No.15, 2003)

SARS のこれらの教訓が次第に広く認識されるようになって、まだ完全ではないが、世界各国で感染症の情報は発生の早い段階から公表しようという方向に意識が変わり始めた。感染症のリスクマネジメントの重要性が、専門家以外にも広く意識されるようになったきっかけが SARS であった。

X. 2012 年中東で MERS の出現

2012 年 9 月、中東の国サウジアラビアで SARS に似た重症呼吸器疾患が見つかった。すぐに原因がコロナウイルス（図 9.6）であり、それは SARS コロナウイルスに似ていることが明らかになった（図 9.7）。発生が地域的には中東、特にサウジアラビアの国の滞在者か旅行者に限局していたので中東の名を冠にして MERS（middle east respiratory syndrome、中東呼吸器症候群）と命名された。その主な症状は表 9.1 に示したとおりである。

このウイルスは 2012 年当時サウジアラビアのジェッダにあるファキー病院（Dr. Soliman Fakeeh Hospital）にいたエジプト人の研究者ザキ Ali Mohamed Zaki が発見した[*4]。このウイルスの遺伝子の塩基配列は、ザキが共同研究しているオラン

---

*4 Zaki AM, et al.: Isolation of a Novel Coronavirus from a Man with Pneumonia in Saudi Arabia. N Engl J Med, 367：1814-1820, 2012

ダのエラスムス大学医学センター（Erasmus Medical Center）の研究者によって行われて、塩基配列の特許もエラスムス大学で取られた。この結果、サウジアラビアで分離されたウイルスの知的財産権がオランダに管理されることになり問題になっている。サウジアラビアの保健大臣はザキのこの不手際やMERSが聖地メッカへの巡礼への不利益要素になったことなどを問題にして、ザキを解雇した。彼は現在エジプトに戻っている。

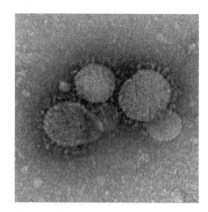

図9.6　MERSコロナウイルスの電子顕微鏡写真
ウイルスはアルコール、界面活性剤で不活化する。遺伝子：RNA（+）
(出典　Centers for Disease Control and Prevention： "Middle East Respiratory Syndrome (MERS)" https://www.cdc.gov/features/novelcoronavirus/)

　SARSとMERSの臨床症状は似通っており、症状だけでの鑑別は困難で、確定診断が必要である。幸い、2017年まで、両者の同時流行はない。

　多くのヒトコブラクダで抗体やウイルス遺伝子が検出され、子供のラクダで蔓延している風邪のウイルスであることがわかった。ラクダに接する職業の人は一般の人と比べて抗体陽性率が高く、ラクダへの直接の接触で感染したと考えられる症例もある。人への感染源はラクダであることは確定的である。コウモリから類似のウイルス遺伝子が検出されたので、MERSコロナウイルスはコウモリコロナウイルスを起源とし、遺伝子変異によってラクダに感染するようになった可能性が考えられた。しかし、元々ヒトコブラクダが自然宿主なのか、過去にコウモリのウイルスがラクダに感染してラクダに順化したものかは不明である。なお、中国新疆のタクラマカン砂漠からモンゴルのゴビ砂漠にかけて生息するフタコブラクダは、感染してない。

　MERSはSARSの時ほど、急速に他地域へは拡散しなかった。病原体の感染力の強さを表す基本再生産数という概念がありそれは1人の患者が何人の患者に感染させる可能性を持つか（2次感染者という）の数値で、その基本再生産数はMERS 0.8～1.3、インフルエンザ2～3、SARS 2～5、はしか16～21であり、たしかにMERSコロナウイルスの感染力は麻疹やインフルエンザよりも低い[*5]。

　MERSコロナウイルスの受容体（レセプター）はDPP-4（dipeptidyl peptidase-4）であることがわかっている[*6]。

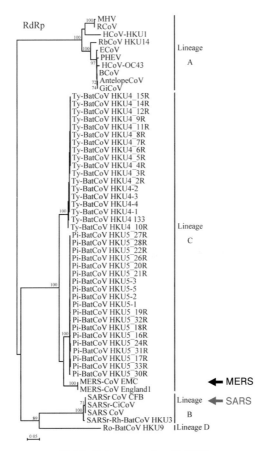

図 9.7 Betacoronavirus の系統樹
(出典 Lau SK, et al.: Genetic characterization of Betacoronavirus lineage C viruses in bats reveals marked sequence divergence in the spike protein of Pipistrellus bat coronavirus HKU5 in Japanese Pipistrelle: implications for the origin of the novel Middle East respiratory syndrome coronavirus. J Virol, 87 : 8638-8650, 2013)

---

*5 Cauchemez S, et al.: Middle East respiratory syndrome coronavirus: quantification of the extent of the epidemic, surveillance biases, and transmissibility. Lancet Infect Dis, 14: 50-56, 2014
*6 Raj VS, et al.: Dipeptidyl peptidase 4 is a functional receptor for the emerging human coronavirus-EMC. Nature, 495 : 251-254, 2013

MERSもSARSと同様で、原因がウイルスなので抗菌薬は効かない。また、特有の治療法はなく、肺炎の治療と全身状態の改善を図る対症療法になる。

XI. 韓国への飛び火

　MERS報告は2015年では25カ国（図9.8）であったが、2017年7月で27国になった（図9.9）。2018年2月現在、WHOの報告で患者数2,182人（死亡779人、致死率35.7％）。この中で圧倒的に多いのは、サウジアラビアで1,807人であり、これにつぐのが韓国185人である。時間を追って患者の発生数を見ると全体では2013年に拡大し（図9.9）、また韓国への飛び火は2015年5月4日に中東から仁川空港へ帰国した後、5月11日に発症した患者が第1号とされている。その後に、韓国で急速に患者が増えた（図9.9）。宿主動物ではなく、感染者が飛行機に乗ってウイルスを移動させたのであった。2014年の西アフリカのエボラの地域外への患者の移動とまったく同じであり、現代の感染症の遠距離拡大を象徴する飛び火現象であった。

　韓国のMERSは短期間に終息したが、サウジアラビアでは、いまだに患者が発生しており（2018年2月時点）、SARSの時のように一過性で収束するのか、

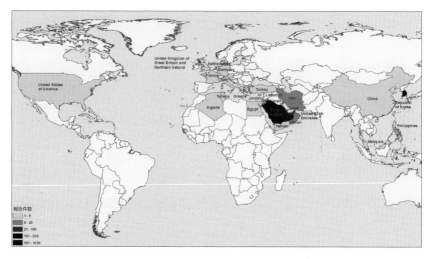

図9.8 MERSが患者報告された国（25か国）
（出典　WHO：Middle East respiratory syndrome coronavirus Maps and epicurves http://www.who.int/csr/disease/coronavirus_infections/maps-epicurves/en/）

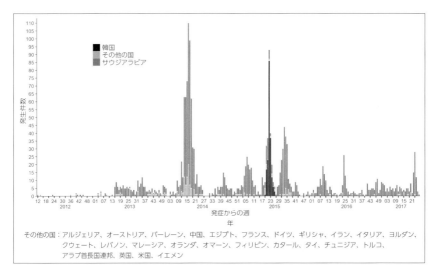

図 9.9 MERS 患者確認例の経時的変化

(出典 WHO：Middle East respiratory syndrome coronavirus Maps and epicurves http://www.who.int/csr/coronavirus_infections/maps-epicurves/en/)

今後も患者が出続け、流行が続くのかは今のところ判然としない。

XII. 韓国における流行の背景

韓国での急速な拡大にも、社会的・文化的な背景があることがわかった。その一つが、親族間の結束の固さであり、入院患者が出ると、多くの親族が見舞いに行くことに表れている。もう一つが、ドクターショッピングとでもいうべき現象で、患者は一つの病院だけでなく、いくつか病院をまわるという傾向である。これらが、患者の親族に加えて、一つの病院から他の病院へ広がることにつながった（図 9.10）。韓国の患者は基本的には、ソウル市内にある病院の院内感染で広がったもので、市中感染ではない（表 9.2）。

実際に、韓国の第 1 症例では、発症から隔離までに 10 日間かかり、その間 4 か所の医療機関を受診していたため、多数の医療従事者や患者らに接触する結果になった。そのため複数の医

表 9.2 韓国における感染者の内訳
（150 人、2015 年 6 月 15 日）

病院で治療を受けていた人	47%（70 人）
訪問者	36%（54 人）
病院の職員	17%（26 人）

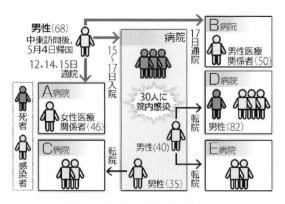

図 9.10　韓国での感染拡大の流れ
（読売新聞　2015年6月6日より一部改変）

療機関で第1症例を発端にした二次感染および三次感染が発生し、6月8日の時点で6医療機関より64例の確定例が報告された[*7]。

韓国での反省点としては、初期対応の遅れであるが、それは① MERS が遠い中東の感染症であったことから、極東の韓国には関係ないという先入観から、医師・病院の MERS に対する認識が不足していた。② 公衆衛生当局の情報開示が遅れたことによるものであろう。それも、対策の強化とともに次第に克服されて行き、流行は一過性に終息した。

XIII. 備え

SARS にしても、MERS にしても、それぞれの感染症の広がり方に、その国、その地域の社会的・文化的背景が影響することがあるという例である。

第8章で述べた、アフリカ西部でのエボラの拡大の大きな要因の一つが、死者の埋葬時の習慣であったのも、この例に当てはまる。改めて、感染症対策に、国や地域の経済・医療レベル以外に、社会的・文化的背景への理解が大切であることを気付かされた感染拡大の様相であった。

SARS も MERS も、未知の感染症が突然降って湧いたように発生した現場の混乱は、想像するだけでも大変なことであったと思われる。現場では、その経験を

[*7] 蜂巣友嗣、ほか：2015年韓国における MERS の流行（2015年10月現在）IASR, 36: 235-236, 2015.

経て次第に新興感染症への対策・体制が整ってきて、被害を小さくできるように
なってくる。

　日本でも SARS 疑いの旅行者の日本訪問があり、大きな騒ぎになった。しかし、
このことが感染症リスクマネジメントのよい訓練になった。幸い、日本では、
SARS も MERS も今まで入っていない。2014 年のアフリカ西部のエボラは入ら
なかったが、同じ年の東南アジアのデング熱は国内の一部で流行が起きた。新興
感染症の輸入問題が年々厚生行政的・社会的関心を強めており、その度に日本で
も体制がより整備され、訓練の熟度が増している。

　予防のためにそして被害を最小化するための感染症対策は、地味ではあるが、
流行地への派遣経験や非流行地での訓練を経て良い体制・対策の整備につなが
る。

第10章 「常に備えを」
─進歩する医学、しかし感染症は絶えない

Ⅰ．我らの時代

　現代に生きる「我ら」と感染症との関係を中心に課題を含めて考えてみたい。

　20世紀の最後の年、2000年には、その世紀の回顧が盛んに行われた。その一つが新聞社によって行われた識者アンケートである。その1例を表10.1に示す。それは、「20世紀どんな時代だったのか」の企画の中で行われた識者アンケートである。そこでは、ペニシリンなど抗菌薬（抗生物質）の発見とその応用が第1位

表10.1　20世紀に開発された人間を幸せにしたモノ（読売新聞識者アンケートによる）

順位	モノ	ポイント
1	抗生物質（ペニシリンなど）	73
2	テレビジョン	68
3	飛行機（ジェット機など）	45
4	コンピュータ（パソコンなど）	43
5	電話	30
6	洗濯機	21
6	冷蔵庫	21
8	映画（映写機、撮影機器）	20
9	自動車	19
10	ラジオ	16

（出典　読売新聞　2000年4月27日）

になっている。つまり感染症被害からの脱却が幸せの第一と高い評価を得ている。そこでは人間にとっては、テレビ、飛行機、コンピュータなど生活のあり方を根本から変えて破格に便利にしたものよりも、生命・健康を維持することこそが真っ先に重要視され、幸せの条件と認識されている。抗菌薬が挙げられたことで、20世紀においては、生命・健康を脅かしていたのは、感染症であったことがうかがえる。

　現在、輸入感染症のニュースに対して心理的には不安を感じさせられることはあっても、感染症の脅威は、日々の生活の中で、以前ほどは重大には感じられなくなってきている。

Ⅱ．健康レベルの向上

1．主要死因の変化と長寿化

　感染症が、以前ほど生命に対して脅威を与えず、恐れられなくなった背景には感染症による死亡者の大幅な減少がある。図10.1にその年次変化を示す。この

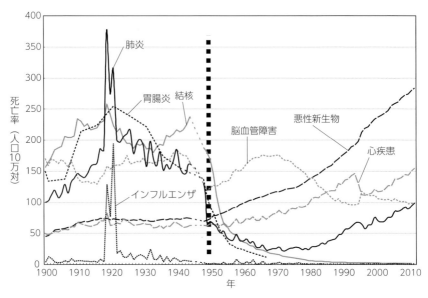

図 10.1　日本の主要死因の推移
(厚生労働省「人口動態調査」より作成)

変化に大きく貢献したのが、抗菌薬の登場および診断・治療における医療技術の大きな進歩である。日本を含め先進国では 1950 年ごろを境に、肺炎、胃腸炎、結核、インフルエンザなどの感染症による死亡者数が激減した。そしてそれによって平均寿命（正確には、0 歳児の平均余命）が大幅に伸びて主要死因は、悪性新生物（がん）、脳血管障害、心疾患という生活習慣病に代わった。以前から病気としては存在していた生活習慣病は、平均寿命が短い時代にあっては若い時期に感染症で死亡してしまっていたので、主要死因にはなりえなかった。つまり、長寿化による主要死因の交替である。

この図 10.1 の主要死因の変化は、医療インフラが発達している先進国に共通するパターンである。途上国では、1950 年以前のままの感染症が主要死因か、あるいは次第に先進国パターンへの移行期にある。

日本では 2011 年から、肺炎が、脳血管障害を抜いて、3 番目に戻ってきた。早期治療と治療技術の進歩によって脳血管障害による死亡が減ったのに加えて、高齢者の肺炎が増えたからである。20 世紀前半の若年・壮年層の肺炎死とは異

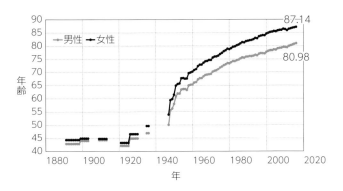

図 10.2　平均寿命の推移
1936年までは、国勢調査票による完全生命表、1947年以降は、簡易生命表を用いた。
1891〜1936年は複数年度にわたる調査結果。1947〜1971年は沖縄県を除いた数値。
図中の数字は、2016年の値。

(厚生労働省のデータを基に作成)

なり、21世紀の肺炎死は高齢者によるものである。中でも、誤嚥性肺炎が多い。

感染症から生活習慣病への主要死因の交替にともなって、日本において平均寿命（図10.2）は、1947年の女性53.96歳、男性50.06歳から、2016年は女性87.14歳、男性80.98歳まで向上した。多少勾配は鈍ってきたが、今後もまだまだ平均寿命は延びる。

1940年代の戦争関連の死亡の平均寿命への影響よりも、感染症の死亡によるものの方が大きく、感染症の被害の大きさを改めて認識させられる。

2. 医療の質の向上

2017年5月18日のLancet誌に医療の質の国際比較が発表された（図10.3）。著者グループは、質の高い医療が提供されていれば回避できたと考えられる回避可能死亡率を疾患分類ごとに求め、これを基に医療へのアクセスと質を評価する定量的指標「Healthcare Access and Quality（HAQ）インデックス（範囲0〜100）」を開発した。そして、1990〜2015年の世界195か国・地域における医療の質およびアクセスの変化を定量化した。インデックスの平均値は1990年の40.7から2015年には53.7に、日本では78.3から89.0に上昇、167か国で有意な改善が確認された（2015年時点で日本は195か国中11位）。つまり、1990〜2015年に世界全体では医療へのアクセスと質は改善していた。しかし、一方で、

Ⅱ．健康レベルの向上　　201

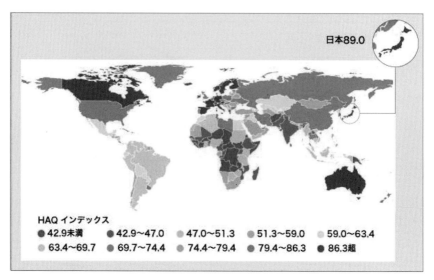

図10.3 1990〜2015年の195か国・地域における個人的ヘルスケアの難易度が原因である死亡率を基にしたヘルスケアへのアクセスと質
(出典 Healthcare Access and Quality Index based on mortality from causes amenable to personal health care in 195 countries and territories, 1990-2015: a novel analysis from the Global Burden of Disease Study 2015. Lancet, 390, 231-266, 2017)

国・地域間の格差は拡大していた。図でわかるようにインデックスは、アフリカ、南アジア、東南アジアが低く、欧米、豪州、日本などが高かった。すでに述べてきた感染症が死因に占める割合の高さと、平均寿命の長さとは、逆の相関をする。つまり、医療の質とアクセスの高さは健康状態と密接に結びついている。

3. 医学研究と医療技術の進歩

主要死因を感染症から生活習慣病に変え、平均寿命を延ばしたのは、抗菌薬に加えて医学研究と医療技術の進歩が大きく貢献している。

診断・検査・治療の技術革新とその迅速化・網羅化があり、また、疾病の隠れた背景の発見があった。それは感染症分野に限っても、宿主側因子、長期的影響、複合因子の発見などであった。

中でも遺伝子解析技術・組み換え技術の進歩は極めて大きく、感染症研究においてもその応用は著しい。すべての病原体はゲノムを持つので、抗原や抗体の検出よりも核酸（DNAおよびRNA）検出の方が、迅速かつ網羅的である。まだ研

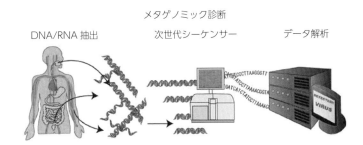

図 10.4 （新技術）遺伝子による感染症診断
(提供　中村昇太)

究段階ではあるが、十分な費用、人材、機器を投入すれば、1 日以内で、病原体の同定が可能になった。それをシステマティックに行うのがメタゲノミック診断である（図 10.4）。これは、感染症が疑われる患者の検体からすべての核酸を検出して、そのすべての核酸断片の塩基配列を次世代シーケンサーで読み取り、その膨大なデータをコンピュータで、既知の病原体の配列と比較し、どの病原体の核酸断片が多いのかを特定することにより、感染した可能性の高い病原体を同定する方法である。

　核酸を高感度に検出し、解析できるようになった技術の考古学への応用例として、1991 年スイスアルプスで発見された紀元前 2300 年のアイスマンの遺体からピロリ菌 DNA が検出され、彼は胃病で苦しんでいたはずであるとか、ツタンカーメン（紀元前 1342〜紀元前 1324 年ごろ）のミイラからマラリア原虫の DNA が検出され、彼はマラリアに感染していたなどがある。また、かつて黒死病で亡くなった患者の遺体からのペスト菌 DNA の検出と解析も行われている[*1]。

Ⅲ．新興感染症の絶えざる出現

　以上のような感染症による死因の大幅な減少という大きな進歩があったにもかかわらず、この半世紀だけでも、多くの新興感染症が発見された（図 10.5）。つまり、医学研究や医療技術の進歩によっても、新たな感染症の出現そのものは影響を受けないと思われる。逆に言えば、今後先進国のみならず、すべての途上国

[*1]　Bos KI: A draft genome of *Yersinia pestis* from victims of the Black Death. Nature, 478: 506-510, 2011

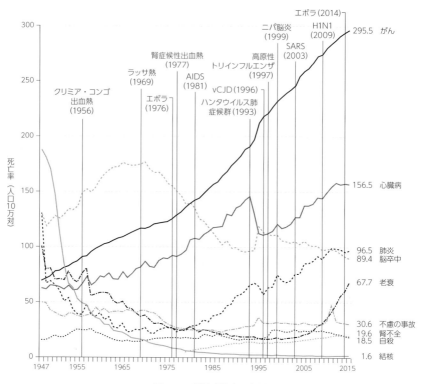

図 10.5　新興感染症の出現
(厚生労働省政策統括官（統計・情報政策担当）:『我が国の人口動態』、2017 を基に加筆)

が医療インフラを整備できるようになっても、以下の多くの原因により、新興感染症は現れ続けるということである。つまり、長い人類の歴史を振り返れば、過去も現在も、また未来も絶えず動物から人へ感染症が入るというこの状況は変わらないということである。

1. 動物との接触頻度の増加

　新興感染症と言われるものは、突然人に発生したものではなく、元々は動物の感染症であったものが、何らかの機会に人に感染するようになったものである。現在、人の感染症とされている多くのものは、動物由来であることが次第にわかってきた。例えば、麻疹と結核は牛から、天然痘はラクダからであった。有史

以来、人と動物は共同生活を送り、身近な存在であったことが背景にある。今のところ、風疹のように由来する動物がいまだに不明のものもあるが、おそらく、すべてが動物由来であるといってよいと思われる[*2]。

19世紀から20世紀前半の帝国主義、20世紀の資源開発などで熱帯地方への人々の進出がさらに盛んになり、いままでは人がほとんど踏み込まなかった土地にも大勢で入り込むようになった。その結果、今までは直接的な接触が限られていたそこに住む動物の感染症だったり、あるいは人には感染してもその地域の風土病でとどまっていた感染症が、その地を離れて外部に広がっていった。感染症の拡大はほとんどすべて、人が病原体を運んだ結果であった。現地の動物が、外の地域に輸出されて広げた感染症は極めて少なく、医学実験用に輸出されたサルから人に感染したマールブルグ病など数例に限られる（第8章参照）。

一歩進めて、オリバール K. J. Olival らは将来起こり得る人獣共通感染症の可能性について、種々の動物が現在持っているウイルスを調べたデータを用いて推測している。それによるとウイルス病の動物からヒトへの感染の可能性は、コウモリ、霊長類、げっ歯類の順で高い[*3]。ヒトの健康に対する将来の潜在的脅威を評価するためにも、動物からのウイルス分離・発見の国際的なプログラムが期待されている。

2. 航空網の発達

20世紀後半から、顕著になった航空網の発達が、動物との接触による人への感染成立の後での拡散を加速した。例えば2017年の日本において、いかに大勢の人が出入国しているかを法務省入国管理局のデータでみると、海外渡航日本人は1,789万人、訪日外国人は2,743万人にものぼる[*4]。

航空機による感染症の迅速な拡散は2003年のSARSの香港からの拡散、そして2015年の韓国へのMERS輸入が象徴的な事件であった（第9章参照）。2014年の西アフリカのエボラも国際協力で何とか食い止められたとはいえ、航空機で

[*2] Wolfe ND, *et al.*: Origins of major human infectious diseases. Nature, 447: 279-283, 2007

[*3] Olival KJ, *et al.*: Host and viral traits predict zoonotic spillover from mammals. Nature, 546: 646-650, 2017

[*4] 平成29年における外国人入国者数及び日本人出国者数等について（速報値）
http://www.moj.go.jp/nyuukokukanri/kouhou/nyuukokukanri04_00071.html

Ⅲ．新興感染症の絶えざる出現　　205

西アフリカ地域外の国に輸出された。2014年の日本へのデング熱もウイルスの遺伝子型の比較解析からアジア地域から入ってきたと推測されている。今や、病原体は、感染者の体内に潜んで航空機で広がる。

Ⅳ. 抗菌薬の問題点

1. 耐性菌の出現

新興感染症の大半は、ウイルス感染症であり、日本の感染症法で危険度が高いとして指定された14種類の疾病の内で、DNAウイルス感染症が1疾患、RNAウイルス感染症が10疾患である（第8章表8.6参照）。細菌は、わずかにペスト、結核、ジフテリアの3疾患のみである。

抗菌薬の発見と応用により、人がその大きな成果を享受していた時代には、細菌はもはや危険病原体ではなくなったと認識されていた。ところが、抗菌薬の使用が一般化し、時には不必要に過剰に使用されるようになって、細菌が薬剤耐性を獲得するようになったのである。これに対抗するために新たな抗菌薬の開発が進んだが、その開発された抗菌薬に対しても薬剤耐性が発生して、開発と耐性出現が、「いたちごっこ」の状態になってきた。この原因の一つは、安易な抗菌薬の投与にあるので、不必要な投与を控え、抗菌薬の投与順序の指針作りなどの検討がなされるようになった。2016年のG7伊勢志摩サミットにおいて、薬剤耐性への国際的な取り組みの重要性が合意され、それに応じて2016年11月1日の薬剤耐性（AMR）対策国民啓発会議で「あなたのリスク ほどよいクスリ」のスローガンが採択された[*5]。

厚生労働省は、「抗微生物薬適正使用の手引き」の第一版を2017年5月に公表した。これは、急性気道感染症と急性下痢症とに焦点を当てて、抗菌薬処方の見直しを促すものである。その理由は、風邪症状や下痢症の多くは抗菌薬が効かないウイルス感染によるものだからである。この手引きを基に、国が医師に抗菌薬処方の見直しを求める方向性が出てきた[*6]。また、WHOも多剤耐性菌の警戒リストを初めて公開した[*7]。WHOは耐性菌の問題が深刻になっている背景に、世

---

*5 国際的に脅威となる感染症対策関係閣僚会議：「薬剤耐性（AMR）対策アクションプラン」2016
*6 古川湧、小板橋律子：国が本腰「かぜに抗菌薬を使うな!」、日経メディカル 2017年4月27日
*7 WHO：WHO publishes list of bacteria for which new antibiotics are urgently needed. http://www.who.int/mediacentre/news/releases/2017/bacteria-antibiotics-needed/en/

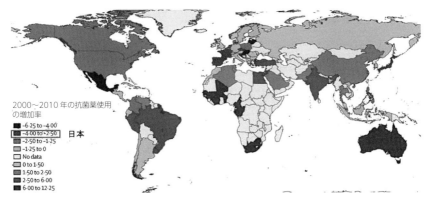

図 10.6 2000 年から 10 年間の医療分野における平均抗菌薬使用量の変化
我が国の抗菌薬使用量は、2.5 ～ 4.0%減少している。
(Van Boeckel TP, et al.: Global antibiotic consumption 2000 to 2010: an analysis of national pharmaceutical sales data. Lancet Infect Dis 14:742-50, 2014)

界の各地で、ヒトや家畜に対して大量の抗菌薬が使われていることなどを挙げており、新たな抗菌薬の開発を急ぐとともに抗菌薬の適切な使用を呼びかけている。世界の抗菌薬使用量の増減の地理的パターンを図 10.6 に示す。

先進国での抗菌薬の使用量が全体としては減り始めているが、その先進国の一つであるカナダのオンタリオ州の医療管理データを用いた研究では、プライマリケア医による治療を受けた高齢の急性上気道感染症患者185,014例のほぼ半数に、おそらくは不必要に抗菌薬が処方されており、それも広域抗菌薬であることが多く、耐性菌問題の解決の道が長いことがうかがわれた[8]。

WHO は耐性菌として現在「危機的 (critical)」の段階にある病原体として、アシネトバクター (*Acinetobacter*)、緑膿菌 (*Pseudomonas aeruginosa*)、エンテロバクター (*Enterobacter*) の三つの菌を挙げている。

(1) アシネトバクター

日和見感染を起こす事があり、特に免疫力の低下した患者では、髄膜炎や菌血症および敗血症を起こし重篤になることも多い。日本感染症学会では、ニューキノロン系のシプロフロキサシン、カルバペネム系のイミペネム、ア

---

[8] Silverman M, et al.: Antibiotic Prescribing for Nonbacterial Acute Upper Respiratory Infections in Elderly Persons. Ann Int Med. 166: 756-774, 2017

ミノグリコシド系のアミカシンの全てに耐性を示す菌株を、多剤耐性アシネトバクター（MDRA）と定義している[*9]。

（2）緑膿菌

免疫力の低下した人が感染すると、日和見感染症の原因になる。元々、緑膿菌は消毒薬や抗菌薬に抵抗性の菌株が存在するうえに、抗菌薬を使用したことによって薬剤に対して耐性を獲得したものも多いので、治療が困難になることが多い。このことから緑膿菌は、日和見感染症や院内感染の原因菌として、重要視されている。

（3）エンテロバクター

腸の（entero）菌（bacter）に由来する属名である。土壌、水、糞便中に見られ、日和見感染、尿路感染症の原因菌の一つである。

WHO のいう危機的な3病原体以外にも、世界三大感染症の一つである結核もまた、耐性菌が問題であり制圧活動が難航している。結核は世界的に患者数が多いので、WHO は国際的な支援強化を訴えている[*10]。

2017 年6月6日、WHO は必須医薬品リストの改訂を発表した。今回、大幅な改訂が行われたのは抗菌薬の部分で、抗菌薬を「ACCESS」「WATCH」「RESERVE」の三つの新たなカテゴリーに分類し、使用すべき時を推奨した。そのカテゴリーは、まず21 の最も一般的な感染症に対する治療に使用される抗菌薬にのみ適用され、有用であることが示されれば将来的に他の感染症に対する治療薬にも適用を拡大させる可能性がある。

分類ごとの抗菌薬の推奨については、「ACCESS」では、広範囲の一般的な感染症に対して常に入手可能とすること。「WATCH」には、一部の感染症に対して第一選択または第二選択として推奨されるものが含まれる。例えば、かつて膀胱炎や上気道感染症の治療に使用されていたシプロフロキサシンの使用はさらなる耐性菌の出現を回避するために大幅に削減すべきとしている。「RESERVE」には、コリスチンと一部のセファロスポリンのように、多剤耐性菌感染による生命の危機に陥り他のすべての抗菌薬による治療に失敗したときなど、深刻な状況での最終手段として考慮すべきものが含まれる[*11]。

[*9] 日本感染症学会：医療従事者の皆様へ　多剤耐性アシネトバクターおよびその感染症について. 2011

[*10] 国際的な支援強化を訴え結核対策で WHO http://www.47news.jp/feature/medical/2016/11/post-1605.html

V. 備える

1. そして人──備えの重要性

いかに、医学の研究が進歩しても、現在はまだ新興感染症の種類や出現時期は予測できない。また、いったん抑え込んだと思っていた感染症が再流行する恐れもある。この場合には、再興感染症と呼ばれている。

新興感染症・再興感染症に対してただ一つできることは、常に備えて、早期発見、早期情報発信、早期対策を図ることである。ここに挙げたいずれの単語にもその頭に「早期」の2文字が付く。つまり、それは感染症対策においては、常に時間との勝負であることを意味している。

2016年、2017年と相次いで、空港関係者に麻疹感染が起き、そこから2次感染、3次感染者を出した。2015年3月27日にWHOから、日本国内では麻疹は排除状態にあると承認を受けていたので、患者が出たとするとその感染源は輸入しかない。また、2017年5月には、関東の大学ラグビー部内で麻疹が発生し試合の出場辞退が起きた。

麻疹は子供へのワクチン接種が大きな効果を上げ患者数が極めて減少し、今や小児ではなく、上記の二つの患者発生事件に象徴的なようにむしろ成人の感染症になってきた。

麻疹にはよいワクチンがある。それにもかかわらず麻疹が輸入された。これらの事例は、人は抗菌薬の発見や、医学研究の進歩により、今日の平均寿命の大幅な延長をもたらしたが、感染症の脅威がなくなった訳では決してないことを、改めて深く肝に銘じておく必要があることを教えている。寺田寅彦の「天災は忘れた頃にやってくる」である。

2. 長期的かつ広い視野で意見を結集

感染症対策において大切なのは、行きあたりばったりの対応ではなく、長期的な視野を持ち、かつ、広い観点からの対策である。新興感染症は突然予想もしないところから現れてくる。再興感染症も予想していなかった動態を示すことがある。予算も人も限られていることから、どの国もどの組織も、程度の差こそあ

---

*11　WHO：WHO Model Lists of Essential Medicines http://www.who.int/medicines/publications/essentialmedicines/

れ、感染症のアウトブレイクにおいては、火事場に消火器を持って駆けつけるような慌ただしいありさまになる。いったん沈静化したときにこそ、再発に備えた長期的、かつ広い観点からの総括と、未来への備えを図るのが理想的である。

2014年エボラで大変苦労したリベリアで2017年5月に、原因不明の中毒死が発生した。WHOリベリア支部は「今回の件の調査や対応は、エボラのときよりも格段に進歩しました。訓練を重ね、多額の費用を投じて監視・連絡体制や現場での調査能力が強化されました。その成果がリベリアで出ています。」また、リベリア副保健相は「WHOやCDCが今回のような原因不明の疾患に対処するためのインフラを整備してくれたことに感謝します。エボラやラッサ熱が疑われたときに、当局は12時間以内にその原因を排除できる」と話している[*12]。

一方、予防接種が可能な感染症に対しては、対策を審議・立案する専用の組織があると、対策や計画がより長期的・安定的に立てられる。それは予防接種の導入も効果判定も副反応の追跡も、そして計画の修正も時間を要するものであり、種々の観点が存在するからである。この点に関しては、米国のACIP（Advisory Committee on Immunization Practice、予防接種諮問委員会）が先行的な組織として効果を上げている。これは米国公衆衛生長官の諮問機関である。

公衆衛生省内ではなく、諮問機関として設置したことで、公的ではあるが、行政機関とは独立していること、長期的で広い観点が持てるという利点がある。日本の場合は、審議会や諮問委員会などがあるが、恒久的な組織ではなく、個々の問題別に立ち上げられていることが多い。この場合、数年で担当職員の配置換えや委員の交代などがあるので、たとえ引き継ぎや記録の保存があっても、継続した問題の把握や一貫した哲学による対策立案が十分ではなくなることがあり得る。また、その担当省庁の意向に制約を受けることも起こり得る。

行政と審議を同じ機関が担当するのは、任務過剰になりやすく、また、行政的視点の方が科学的視点よりも優先されかねない怖れがある。

らい予防法の改正・廃止が大幅に遅れたことや、生物製剤による薬害エイズ対策が遅れたことはこの弊害の一つの表れであると思われる。

患者や研究者の間では、その原因や対策の必要性が知られていても、それが内部にとどまっている場合には、議員や行政の側で認識されることが少なく、現実

---

*12　Weber L：リベリアで原因不明の病気、13人が死亡　葬儀に出されたお茶が原因か。HuffPost, 2017

210　　　第10章「常に備えを」

の公衆衛生行政には反映されがたい。当事者が訴えることが最も効果的であることが、歴史を振り返ると見えてくる。

過去において、ポリオ生ワクチン接種を求めて、子を持つ母親たちが厚生省（当時）を取り囲んだ要請活動や、水俣病患者、薬害エイズ患者、ハンセン病患者が自ら行動を起こすことで、少しずつ社会に対策の必要性が浸透していった。妊娠初期の風疹感染による先天性風疹症候群（CRS）についても、患者家族を中心とした会「風疹をなくそうの会『hand in hand』」が結成された（第1章参照）。

このように、社会を最初に動かす力は当事者の方がより強く持っていることがわかってきた。

3. 情報発信でパニックを減らす

本書は「得体のしれないものへの怯え」から「知れて安心」へというのがコンセプトである。時代や科学が如何に進歩しても人の不安は完全には消すことができない。せいぜい、それを和らげ減少させるのが、精一杯である。そのため、感染症に限らず、危機管理においては正確な情報を信頼できる組織が発信することが極めて重要である。しかし、常に人は不安に襲われると理性を保つのが難しくなるので、正確な情報発信は感染症対策それ自身よりも難しい。したがって、不安に襲われる以前に日頃の継続的な情報発信の努力を怠ってはならない。

2017年5月、ブラジルで黄熱が流行した。不安に駆られた住民は、一斉にサルを殺し始め、ホエザルなど数千匹が殺害されたという。実際にはサルは黄熱を媒介しない。むしろ、黄熱に極めて弱いので、その地域に黄熱が流行し始めたことに気付かせる重要な動物マーカーである。現在ブラジル政府は住民へ、サルは黄熱流行とは無関係であり、サルを殺さないようにと啓発活動を行っている[13]。

寺田寅彦の「ものを怖がらなさすぎたり、怖がりすぎるのはやさしいが、正当に怖がることはなかなか難しい」（『小爆発二件』より）は常に真理である。

4. 平和の大切さ

感染症対策、ひいては公衆衛生対策が十分に行われるには、その国、その地域、さらに大げさに言えば、世界が平和でなければならない。戦争、内戦・内乱、大きな自然災害があると感染症や人の健康、生命の安全対策が遅れる。

---

*13　ブラジルで黄熱病が大流行、不安に駆られてサル殺し相次ぐ　CNN, 2017

天然痘根絶計画において、ソマリアの内戦により、その達成が2年遅れた。また、ポリオ根絶計画（正確には、野生型ポリオの排除）で、ナイジェリア国内の民族対立を背景として、ワクチンに毒物が混ぜられているという根拠の無い噂や、戦争や政情不安の続くアフガニスタンやパキスタンにおいて、ワクチン接種に携わる医療関係者が襲撃されて身の安全を保つことができず、ポリオワクチン接種計画が遅れたことなどがその代表例である。パキスタンでは2012年12月以降、ワクチン接種従事者の100人以上が銃で死亡している[14]。

　2017年4月末に内戦中のイエメンでコレラが発生し、9月8日には感染の疑い635,752人のうち2,062人が死亡した（WHO）。しかし、内戦中であり、その効果的な対策の実施が極めて困難である[15]。7月22日に国際協力NGO「ケア・インターナショナル（CARE International）」は、内戦で疲弊したうえにコレラが流行しているイエメンの人道危機は「人類にとって究極の恥だ」と厳しく告発し、国際社会に協力を呼びかけた[16]。2017年8月28日の国連発表によれば、6月末に比べて1/3にまで患者数が減少してきた。ユニセフは「患者を治療し、上下水道のシステムを改善する大規模な集合的努力が、コレラの感染拡大を鈍らせる一助となっている」と声明を出した[17]。

　社会混乱の最中で、影響が一番顕著に出るのは感染症であるが、感染症のみではなく、実際にはすべての健康被害が現れる。

　感染症対策は、平和でなければ、完全には達成できない。

Ⅵ. 我らの時代は何か？

　100年前の1918年には、スペインインフルエンザ（スペイン風邪）で大量の感染死者が出た（推計値の最大が世界で5,000万人死亡という）。その内80%は、実はインフルエンザにかかった後の細菌性肺炎が死因だと言われており、現在で

---

[14]　Polio worker shot dead in Pakistan, over 100 killed since December 2012　http://www.hindustantimes.com/world-news/polio-worker-shot-dead-in-pakistan-over-100-killed-since-december-2012/story-7nt0hXxatmuGNwrFe2wCsJ.html

[15]　276,000 potential cholera cases in Yemen, WHO reports　http://www.cnn.com/2017/07/05/health/cholera-outbreak-yemen-bn/index.html

[16]　イエメンの人道危機は「人類の恥」、国際NGO代表　http://www.afpbb.com/articles/-/3136707

[17]　イエメンのコレラ流行が縮小、「地元の隠れた英雄たち」の努力で　http://www.afpbb.com/articles/-/3140903

はそれは抗菌薬で防げる。また、抗インフルエンザ薬として、リレンザやタミフルがある。そして今後の使用が期待されるファビピラビル（商品名アビガン）やバロキサビルマルボキシル（商品名ゾフルーザ、塩野義製薬より 2018 年 3 月 14 日市販）も日本で開発されている。他のワクチンほどの顕著な効果ではないが、インフルエンザワクチンもすでに開発使用されている。これらのすべては 100 年前には存在しなかったものである（前作第 8 章参照）。2009 年のパンデミックインフルエンザの対策が以前のパンデミックの時に比べると効果的に行われたように、100 年前のようには感染症被害が大規模にはならないであろう。

50 年前には、すでに抗菌薬が使用され、治療技術が進んできた。その結果、感染症が主要死因の座から降りた。現在では感染症は 1950 年以前の時代ほど、死因の主役ではなくなった。

そして、現在、新たな感染症は絶えず出現してくるが、早期発見、早期情報発信、早期対策で、被害は 50 年前、100 年前と違って、大きく拡大はしなくなっている。2015 年の韓国の MERS（第 9 章参照）や 2014 年の西アフリカのエボラ（第 8 章参照）でさえ、パニックは起こり対策は困難ではあったが、国際協力などで 1 〜 2 年で抑制が成功する時代になっている。その成功は、感染者と非感染者との接触を断つ、古典的だが依然として最も効果的な方法、そして国際協力、医療技術の進歩などによる。

われらの時代は、感染症が社会的に長期にわたって脅威を与える時代ではなくなりつつある。

医学研究の進歩は加速しており、50 年後、いや 10 年後さえ、予測しがたい。早期発見、早期情報発信、早期対策が、十分に機能しさえすれば、感染症はもはや以前のようには恐れることはない。

重要なものは、寺田寅彦の言うように人の側にある。

医学研究・医療技術の進歩が今後いかに進もうと、人の側の要因は変わらない。

治にいて乱を忘れず

これが、我らの時代の教訓である。

あとがきにかえて

　2013年3月に、前作『人類と感染症の歴史―未知なる恐怖を超えて』が刊行された。それ以降の5年間の変化や、後からわかったことを今回の著作の末尾を借りて追記する。まだまだ知らないことが多いこと、また、5年の間の医学研究の進歩の速さに驚く。さらに感染症が社会や人々の日常生活に大きな影響を与えていることの認識を新たにした。

Ⅰ．天然痘

1．残っていた痘瘡稲荷

　種痘が普及し、予防できるようになるまでは、天然痘はその致死率の高さと、治ってもあばたや失明などが残ることでたいへん怖れられていた。人々は、神様仏様に祈る以外の方法がなかった。日本でも各地に、痘瘡（とうそう）除けの神社や習俗が残っていたが、現在では見かけることは極めてまれである。
　東京に残っている最も有名な痘瘡稲荷は、JRお茶の水駅の南にある太田姫稲荷である（図1）。室町時代中期に太田道灌（どうかん）の娘が天然痘で重篤になり、京都の一口稲荷神社（いもあらいいなり）（現 豊吉稲荷（ほうよし）。久世郡久御山町（くみやま））が天然痘に霊験があると聞き、

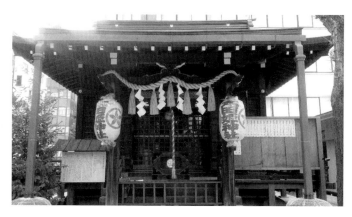

図1　太田姫稲荷神社
（撮影　加藤茂孝）

一口稲荷神社に娘の回復を祈願したところ、天然痘が治癒したという。道灌は1457年に一口稲荷神社を勧請して旧江戸城内に稲荷神社を築き、後にそれが城内の鬼門に祭られた。徳川家康の江戸入府後、1606年に城外鬼門にあたる神田川のほとり（現在の聖橋南詰の東側）に移った。1872年、太田姫稲荷神社（名は太田姫命に由来する）と改称され、1931年に線路拡幅により、現在地に遷座した。

いもあらいとはイモ（疱瘡の痘）を洗いさると言われたことから呼ばれた。地理的には巨椋池に三方を囲まれ、わずか一か所しか入口がないということで一口という漢字が当てられた。『山城名勝志』（大島武好編、1705年）に「古老云昔三方ハ沼ニテ一方ヨリ入口有 之故ニ一口ト書ト云リ」とある。効能と地名とを無理に結び付けた難読名である。

ほかにも、川口市の川口元郷駅の近くに、瘡瘡稲荷がある（図2）。都市化の波の中でよく残っている。扁額は瘡守（かさもり）と読む。瘡守の名は、現在でも全国に残っている。

また、流鏑馬で有名な東京都新宿区西早稲田の穴八幡宮は8代将軍徳川吉宗が世嗣（家重）の瘡瘡平癒を祈願して1728年に行ったのがその最初である。

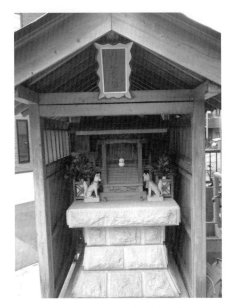

図2 瘡守稲荷大明神（川口市）
（撮影　加藤茂孝）

2. 小山肆成——独自に種痘法開発

小山肆成（1807～1862年）。号は蓬洲。紀州（和歌山県と三重県南部）の医学界では「北の（華岡）青洲、南の蓬洲」と高く評価されている。1838年から1842年にかけて熊野地方で猛威を振るった天然痘の被害の大きさに驚き、その予防を志し、家財を売り払って実験用の牛を購入し、妻を被験者として天然痘の予防ワクチンの研究を行った。1847年に中国人が著した牛痘法の書『引痘略』

が日本で 1846 年『引痘新法全書』の名で出されたが、それを 1847 年に改訂出版した[*1]。

彼は、英国のジェンナーの種痘法の本を読み、その実現を志し牛痘を人に接種して、1849 年に 牛 化 人 痘 苗 の開発に成功した。これは人の天然痘を牛に接種してできた痘を痘苗、すなわちワクチンとしたものである。独力でこれを行った意欲と実行力がすばらしい。これらは長崎経由で海外から痘苗が入手される 1849 年以前の話である。

妻と養女が亡くなり彼の家系が絶え、その結果、記録が散逸し彼の業績が忘れられているのが残念である。

3. 米国で生きている天然痘ウイルスが保存されていた

2014 年 7 月 1 日、米国 NIH（National Institutes of Health、米国保健研究所）の敷地内の FDA（Food Drug Administration、食品医薬品局）の実験室の引っ越しのときに、冷蔵庫内の段ボールの中に天然痘ウイルスのラベルが付いている瓶が見つかった。そこは NIH が 1972 年まで使っていた建物であった。瓶を CDC（Centers for Disease Control and Prevention、米国疾病対策センター）で調べたところ、天然痘ウイルスの DNA が確認された。さらに細胞培養で調べたところ、6 本の瓶のうち、2 本でウイルスが生きていた[*2, 3]。

瓶の日付は 1954 年 2 月 10 日で、天然痘根絶計画が始まる前のものである。瓶が壊れた様子がなく、ウイルスが漏れたことはないと言われている。

もともと天然痘ウイルスは乾燥状態に対して抵抗性が強いことが知られているが、冷蔵庫内で半世紀以上も生きていることは予想されていなかった。

この出来事は同時期に CDC で起きた炭疽菌事件とともに、大きなニュースになった。炭疽菌事件とは、CDC の BSL-4 実験室で強毒の炭疽菌を不活化したのち低レベルの隔離実験室で取り扱っていたところ、不活化が不十分で菌が生きていたため、84 名が曝露された可能性が問題になった事件である[*4]。

---

*1 山本享介：種痘医、小山肆成の生涯、時事通信社、1994
*2 Reardon S: NIH finds forgotten smallpox store. Nature http://www.nature.com/news/nih-finds-forgotten-smallpox-store-1.15526
*3 Christensen J: CDC: Smallpox found in HIH room is alive. http://www.kionrightnow.com/news/health/cdc-smallpox-found-in-nih-room-is-alive/26903526
*4 Biosafety in the balance. Nature, 510: 443, 2014

4. 天然痘の小説

　天然痘や種痘については、多くの小説が書かれている。精力的に取り組んだのは、吉村昭で、『雪の花』（1988 年、新潮文庫）（福井藩へ痘苗を届け種痘を広めた笠原良策）、『北天の星』（1980 年、講談社文庫）（ロシアから種痘を伝えた中川五郎治）、『花渡る海』（1985 年、中央公論社）（シベリアから痘苗を持ち帰った川尻浦久蔵）、『種痘伝来記』（『歴史の影絵』所載、2003 年、文春文庫）（中川五郎治と川尻浦久蔵）などを書いている。澤田瞳子が『火　定』（2017 年、PHP研究所）を書き、737 年平城京をパニックに陥れた天然痘流行を背景に、対策に取り組む医師達の活躍を描いている。これは麻疹だった可能性もある。

5. ウイルス遺伝子から見た進化

　この 10 年あまりで、天然痘ウイルス遺伝子 DNA の他のポックスウイルス DNA との比較解析から天然痘ウイルス進化の研究が大きく進んできた。

　まず、天然痘ウイルスはラクダ痘がヒトに定着進化したという説に対して、げっ歯類のポックスウイルスであるタテラポックスウイルス（taterapox virus）がヒトに入ったとされるようになってきた。このタテラポックスウイルスはラクダを初め多くの動物に感染するが、実際にもタテラポックスウイルスとラクダ痘は遺伝的に極めて近縁であった。タテラポックスウイルス感染ラクダからヒトに入ったといってもおかしくない。ヒトに入ったのが約 3,000 ～ 4,000 年前であろうという計算結果が出て、従来の説よりもかなり新しくなった[5]。

　また、ジェンナーが種痘に使った牛痘は、ウシのポックスウイルス（つまり牛痘）ではなく、ウマのポックスウイルスであったことがわかった[6]。これはウマから人手を介してウシなどにも感染する。実際に 1780 年ジェンナーは「ウマのかかとの病気がウシに牛痘を引き起こしているのであって、これが乳搾りの人を天然痘から防いでいるのだ。これをヒトの間で植え継いでいけば、天然痘を完全に絶滅させることができるだろう」と語っていた。ジェンナーが種痘に使っていた「牛痘」は、現在は vaccinia virus と呼ばれているが、現在分離される牛痘とは遺伝子配列が異なっており、その由来が長らく謎とされていた。判明した結果では馬痘由来の遺伝子配列であった。

＊5　Babkin IV & Babkina IN: The origin of the variola virus. Viruses 2015, 7, 1100-1112
＊6　Tulman ER, *et al.*: Genome of horsepox virus. J. Virol., 80: 9244-9258, 2006

II. ペスト

1. ニュートンの3大発見とペスト

ニュートン Isaac Newton（1642～1727年。図3）の有名な3大発見（万有引力、微分積分学、光のスペクトル分光）は、1665年から1667年にかけてペストによって2度、ケンブリッジ大学トリニティカレッジが閉鎖されて、やむなく自身の田舎である東海岸リンカーンシャー州ウールスソープに帰っていた18か月間のことである。流行の直前の1664年に奨学生試験に受かって奨学金を得られ、さらに1665年には学位を得ていたことも幸いであった。田舎では大学の雑事から完全に解放されて、大学で着想を得ていた上記の3理論に対する思索に集中できた。これは彼の22～23歳の頃である。この期間は「驚異の年」とも、「創造的休暇」

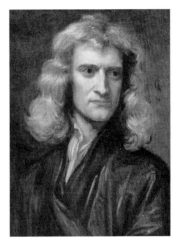

図3　アイザック・ニュートン
（出典　Wikipedia）

とも呼ばれている。ペストのお陰で、3大発見ができたと言ってもよいぐらいの出来事であった。

2. インドでの部落焼却

滝上正によれば、「イギリスの植民地当時のインドにおける、ペスト村落の焼却は、非人道的ともいうべき徹底した方法が採られた。ペスト患者が発生した村落の周辺に、ソダを積み上げ昼夜をわかたず燃やし続け、ネズミの逃げ出すのを防ぎ、そのうえ、軍隊と民間のイギリス人が銃を手にして、村民の脱出を監視し、最後に村の家々に火を放ちペスト患者はもちろん、健康人を含めて一切を焼き殺して、ペストの蔓延を防いだ」という[*7]。果たして英国国内でも同じことをやったであろうか？

家屋焼き払いによるペスト対策ついては、日本では北里柴三郎が提案してい

---

*7　滝上正：ペスト残影、神奈川新聞社、2002

る。滝上によれば、「明治35年（1902年）、横浜市海岸通でのペスト患者の初発に当たり、患家に保菌ネズミも確認されたので、根絶策として居住地域4,976 m²を4日間かけて悉（ことごと）く焼却した（新聞集成、明治35年11月）。しかし蔓延防止の効果はなかった」。百数十年前には、まだこのような初歩的・原始的な対策が採られていた。

3. ペスト菌の遺伝子の進化

　ペスト菌の進化系統について、近年研究が進んでいる。14世紀半ばにロンドンで埋葬されていた黒死病患者の遺体の歯髄や骨から検出されたペスト菌の核酸断片の比較から、この600年間でペスト菌DNAの変異が意外に少ないことがわかった[8]。また、2015年の論文（図4）では、さらに、①青銅器時代にはヨーロッパとアジアのペスト菌は同じであった。②すべてのペスト菌の最も近い共通先祖は5,783年前である、③ノミで媒介が可能になるペスト菌の変異は紀元前951年ごろに獲得された、④青銅器時代のペスト菌は腺ペストを引き起こせない、などを明らかにしている。

　14世紀の黒死病は、本当にペスト菌によるものであったのかの疑問が出されることがある。例えばC. DuncanとS. Scottによる "Return of the black death"（Wiley, 2004）では、1665～1666年のロンドンにおける黒死病は出血熱ウイルスかもしれないと論じている。論拠の一つに1656～1657年のローマとナポリでの解剖例では全身内出血が見られていた。しかし、この2015年の論文の系統樹によれば、全部でないまでも大半がペスト菌によるものと思われる。14世紀のロンドンの埋葬死体からはペスト菌以外の核酸断片は見出されていたのかどうかが不明である。DNAは比較的安定で断片であっても見出される可能性は高いが、RNAは極めて不安定であるので核酸断片は見出されない。出血熱の病原体はRNAを遺伝子としてもつウイルスであるので、出血熱ウイルスの確認は困難であると思われる。

4. 2017年マダガスカルのペスト

　マダガスカルでは、ペストは風土病であり通常は9月から翌4月に発生し、腺

---

*8　Bos KI: A draft genome of *Yersinia pestis* from victims of the Black Death. Nature, 478: 506-510, 2001

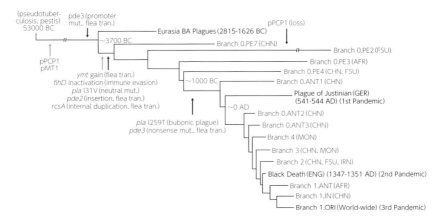

図4 ペスト菌の進化系統樹
(出典 Rasmussen S, et al.: Early Divergent Strains of *Yersinia pestis* in Eurasia 5,000 Years Ago, Cell, 163: 571-582, 2015)

ペストが主流であった。しかし、2017年は肺ペストが中心で都市部、港湾部に広がった。2017年8月1〜11月27日に55/114地域から、2,348例のペストが報告され、死亡は202例(致死率8.6%)であった。81人の医療従事者が発症したが、死亡ゼロであった。また、患者からペスト菌が30株分離されたが、幸い推奨されている抗菌薬のすべてに感受性があった。この流行の背景の一つに、死者を敬い遺体とダンスをする風習があった[*9]。この風習は2014年の西アフリカのエボラの流行時に見られた死者との別れの際に死者の皮膚と直接接触することによって、感染が拡大したのと同じような宗教的背景があった。患者との接触者が7,289人いたが、その99%において7日間の観察と抗菌薬の予防投与が完了しており、感染拡大防止のシステムが整っていたと推察される。

III. メキシコの衰退はチフス?

南北アメリカ大陸の先住民国家の急速な崩壊や、先住民の人口の減少は、以前は、侵攻して来たヨーロッパ人との戦闘による敗北が原因であると言われていた。実際に16世紀初頭の1519年から1521年にかけて、コルテスがメキシコを

---

*9 遺体とダンス 死者敬う風習がペスト感染リスクに マダガスカル http://www.afpbb.com/articles/-/3148550

征服している。また、南米のインカ帝国は 1533 年にピサロが中心の征服者たちに滅ぼされている。しかし、ヨーロッパから持ち込まれた天然痘、麻疹、インフルエンザなどの感染症による死亡が主な原因であることが後に明らかにされた（前作第 2 章参照）。2018 年になって、その感染症の一つにチフス（*Salmonella enterica* 感染症）が初めて取り上げられた[*10]。

ココリットリ（現地のナワトル語で「致命的な伝染病」）と呼ばれていた 16 世紀メキシコの伝染病による死者の墓地に埋葬され、ヨーロッパ人と接触した直後と考えられる先住民 10 人の歯から、MALT（MEGAN Alignment Tool）という新しいスクリーニング技術でサルモネラ菌（*Salmonella enterica*）の DNA 断片が見つかった。ココリットリ伝染病の症状に関する古文書によって、その伝染病は腸チフスの類いによるものと推測されていた。今回 *S. enterica*（チフスを引き起こす細菌）が見つかったことは、パンデミックの原因がチフスであったことを支持している。アメリカ大陸における最初のサルモネラ菌感染例と思われる。*S. enterica* には腸チフス菌（*S. enterica* subsp. *enterica* serovar Typhi）とパラチフス菌（*S. enterica* subsp. *enterica* serovar Paratyphi A）とがあるが、近縁な病原体による類似した疾患である。

中世の欧州には存在したが、*S. enterica* に接触したことがなかった先住民は、感染に対して極めてもろかったと思われ、これがココリットリの死亡率の高さの理由である。この未知の疾患による高い死亡率は、数百年の間に欧州人からアメリカ大陸の先住民に感染した天然痘、インフルエンザ、麻疹などが起こした現象と同じである。先住民から欧州人へ感染し蔓延した梅毒は、逆の例である。人の移動によって感染症は伝播する。

遺体の歯や骨から分離された DNA 断片により、感染の動態が明らかになるのは、ペストの場合と同じ、新たな研究分野である。

Ⅳ. 結核

1. チェーホフは結核死

結核で若くして亡くなった人は多い。前作第 5 章の表 5.1 以外にも、『かもめ』、『ワーニャ伯父さん』、『三人姉妹』、『桜の園』などの作品で有名なロシアの作家

---

*10 Vagene AJ, *et al*.: *Salmonella enterica* genomes from victims a major sixteen-century epidemics in Mexico. Nat. Ecol. Evol., 2: 520-528, 2008

チェーホフ Anton Pavlovich Chekhov（1860 〜 1904 年）もまた結核で亡くなっている。

2. 高田畊安

「不治の病」「死の病」と呼ばれ、結核菌に対する有効な薬がなかった時代、日当たりがよく空気がきれいな場所（高原や海浜など）で栄養のある食事をとって安静にするサナトリウム療法が欧州から日本に伝わった。1887 年、鎌倉の由比ヶ浜に建てられた結核療養所「海浜院」が日本初のサナトリウムであった。最盛期には湘南地方には 12 のサナトリウムがあった。なかでも、最大のものは南湖院で南湖（茅ヶ崎市南湖 6 丁目）に存在し、東洋一のサナトリウムと称された（図 5）。南湖院は 1899 年の開院から 1945 年の海軍接収による解散まで、最盛期の昭和 10 年代には約 5 万坪に及ぶ広大な敷地を持ち、医王祭（クリスマス）で住民を招くなどなど、茅ヶ崎の街の発展に大きく寄与した。その創設者が高田畊安（1861 〜 1945 年）である[11]。東京大学卒で母校でベルツの助手をしていた高田は、自らも肺結核になり、東京大学を辞職する。完治後の 1896 年東京神田に東洋内科医院を、そして 1899 年に南湖院を開いた。高田はクリスチャンであり、

---

*11　川原利也：『南湖院と高田畊安』中央公論美術出版、1977 年

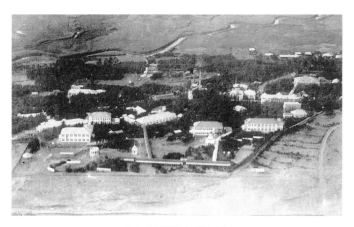

図 5　南湖院（1926 年）
(提供　南湖院記念 太陽の郷庭園)

南湖院で患者に医王（イエス）のことを説き、そのため昭和20年には、不敬罪で藤沢署に出頭させられているが逮捕はされていない。南湖院は、1946 ～ 1956年米軍に接収された。現在、跡地は、茅ケ崎西浜高校、西浜中学校、太陽の郷になっている。2015年には中核施設であった第一病舎は茅ケ崎市に寄付されて[*12]、文化遺産として南湖院記念太陽の郷庭園内で2018年4月から公開された。かつてここには、国木田独歩、坪田譲治、中里介山、徳富蘇峰、八木重吉、萬鉄五郎らが入院していた。

V. 麻疹排除へ近付く

　WHOは2017年10月26日、麻疹による2016年の死亡数が全世界で推定9万人になり、初めて10万人を切ったと発表した[*13]。2000年の死亡は55万人以上だったが、「予防接種がすばらしい効果を挙げた」と、完全制圧も視野に入ってきたと評価した。1980年にワクチン接種が本格的に始まる前には世界で年間約260万人の死者を出していた。

VI. 京都ジフテリア予防接種禍事件の和解

　世界の三大予防接種事件（前作第4章参照）の中でも、最多の被害者を出した京都ジフテリア予防接種禍事件は、 京都市で1948年に乳幼児68人が死亡した事件である。この時の和解で、遺族らが国に和解を強いられていたことを示す資料が、被害者グループの調査で市の公文書の中から見つかった。被害者らでつくる「京都・島根ジフテリア予防接種禍事件研究会」が情報公開請求し、2017年4月21日に開示された[*14]。

　事件は発生翌年の1949年4 ～ 5月、遺族が10万円、被害者が一律1万円という少額で和解したとされる。70年に他の予防接種被害者の救済措置が閣議決定されたことで、ジフテリア予防接種禍事件の補償問題が再燃。国は72年に国会答弁で過失責任を認めたが、さらなる補償については「和解は成立済み」とし、

[*12] 第1病舎、市に寄付 保存、公開へ　https://mainichi.jp/articles/20151223/ddl/k14/040/2740000

[*13] はしか死者10万人切る。WHO、完全制圧も視野　https://this.kiji.is/296379181321880673?c=110564226228225532

[*14] 和解強制示す文書発見　京都のジフテリア予防接種禍事件　http://www.kyoto-np.co.jp/local/article/20170425000023

224　　　あとがきにかえて

応じていない。一方で、京都府議会では和解文書が存在しないと指摘されていた。発見された文書は、70年代に、正式な和解文書がなかった京都市の要請で遺族会の代表が発生当初から和解に至る経緯を振り返った文書であった。京都新聞によれば

「示談解決当時の経緯」（1974年3月21日付）は、事件発生1か月後に、厚生大臣が見舞金を持ってきたが「国令によって受注した者が毒物を注入され、それを手ぬかった厚生省によって死に至らしめられた遺族の悲しみとしては当然2万円や30万円もらっても拭いきれぬ」と記す。

また、補償金は国や府、市から分割払いされ、国から「これ以上意味のないお金は出せない」と切り捨てられた。さらに、府から「警察がこの間、府、市に行った人の名前をリストに挙げに来ている」と半ば脅された様子や、厚生省から「訴訟されるなら受けてたちましょう。（遺族側が）敗訴となれば現在までの7万5千円も返済してもらわねば」などと言われるなど、行政側が補償額を低く抑え、提訴されないよう圧力をかけていた様子が生々しくつづられている。遺族は「『円満解決』の文字の下には決して不満以外のなにものでもない事がある」と文書を締めくくっている。

また、遺族らが署名押印した示談文書や領収書が存在しないとも言われている。

戦後の混乱した状況と、戦前の国家意識が色濃く残る中での悲しい事件であった。現在では、予防接種法に基づく予防接種で健康被害が生じた場合に、健康被害と接種との関連性を厚生労働大臣が認定したときには、市町村や区による給付がある。また、任意予防接種で健康被害が生じた場合には、独立行政法人医薬品医療機器総合機構法に基づく補償がある。

■謝　辞

　多くの方々にコメントやご教示をいただきました。心からお礼を申し上げます。

和泉眞蔵、井戸栄治、伊東孝之、井上　榮、井上則久、上野ふよう、牛尾光宏、牛田美幸、大槻雅俊、岡　慎一、岡田和久、押谷　仁、加藤信子、狩野繁之、北岡和義、木村幹男、斉藤麻理子、佐藤　守、篠田純男、杉山　誠、鈴木則子、大保京子、滝上　正、竹田美文、谷口峰子、田沼順子、長行事緑、中山周一、速水正憲、福田眞人、堀　成美、堀井俊宏、槇佐知子、松山州徳、源　宣之、三好伸一、森　修一、森岡恭彦、森川　茂、森本和滋、山内一也

（50 音順、敬称略）

■主な参考文献

　主な単行本と主要文献のみを示します。

山本亨介：『種痘医——小山肆成の生涯』時事通信社、1994 年

滝上　正：『ペスト残影』神奈川新聞社、2002 年

麻生　幾：『38℃——北京 SARS 医療チーム「生と死」の 100 日』新潮社、2004 年

ジャック・ペパン 著、山本太郎 訳：『エイズの起源』みすず書房、2013 年

藤野　豊：『孤高のハンセン病医師——小笠原登「日記」を読む』六花出版、2016 年

著者略歴

加藤　茂孝（かとう　しげたか）

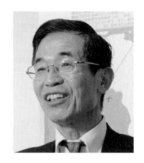

　1942年生まれ、三重県出身。東京大学理学部卒業、理学博士。国立感染症研究所室長、米国疾病対策センター（CDC）客員研究員、理化学研究所チームリーダーを歴任。株式会社保健科学研究所学術顧問。

　専門はウイルス学、特に風疹ウイルス、麻疹・風疹ワクチン。妊娠中の胎児の風疹感染を風疹ウイルス遺伝子で検査する方法を開発。著書に『人類と感染症の歴史―未知なる恐怖を超えて』（丸善出版、2013）がある。

続・人類と感染症の歴史——新たな恐怖に備える

平成 30 年 5 月 15 日　　発　　　行
令和 2 年 5 月 20 日　　第 4 刷発行

著　者　　加　藤　茂　孝

発行者　　池　田　和　博

発行所　　丸善出版株式会社
〒101-0051 東京都千代田区神田神保町二丁目 17 番
編集： 電話 (03) 3512-3261／FAX (03) 3512-3272
営業： 電話 (03) 3512-3256／FAX (03) 3512-3270
https://www.maruzen-publishing.co.jp

© Shigetaka Katow, 2018

組版印刷・株式会社 日本制作センター／製本・株式会社 松岳社

ISBN 978-4-621-30294-1　C 0047　　　　Printed in Japan

JCOPY 〈(一社) 出版者著作権管理機構 委託出版物〉
本書の無断複写は著作権法上での例外を除き禁じられています. 複写
される場合は, そのつど事前に, (一社) 出版者著作権管理機構 (電話
03-5244-5088, FAX 03-5244-5089, e-mail：info@jcopy.or.jp) の許諾
を得てください.